TERAPIA PSICODÉLICA COM CETAMINA

EDITORES
Alessandro Gonçalves Campolina
Angela Maria Sousa
Rodrigo Fonseca Martins Leite

TERAPIA PSICODÉLICA COM CETAMINA

IMPLICAÇÕES CLÍNICAS PARA O CUIDADO EM SAÚDE

manole
editora

Editora: Patrícia Alves Santana
Projeto gráfico: Departamento Editorial da Editora Manole
Editoração eletrônica e ilustrações: HiDesign Estúdio
Capa: Ricardo Yoshiaki Nitta Rodrigues

CIP-BRASIL. CATALOGAÇÃO NA PUBLICAÇÃO
SINDICATO NACIONAL DOS EDITORES DE LIVROS, RJ

T293

Terapia psicodélica com cetamina / organização Alessandro Gonçalves Campolina, Angela Maria Sousa, Rodrigo Fonseca Martins Leite. - 1. ed. - Barueri [SP] : Manole, 2025.

Inclui bibliografia e índice
ISBN 9788520467688

1. Psicoterapia - Cetamina. 2. Transtornos mentais - Tratamento. 3. Alucinógenos - Uso terapêutico. I. Campolina, Alessandro Gonçalves. II. Sousa, Angela Maria. III. Leite, Rodrigo Fonseca Martins.

25-96722.0 CDD: 616.8914
CDU: 616.89-008.441

Gabriela Faray Ferreira Lopes - Bibliotecária - CRB-7/6643

Editora Manole Ltda.
Alameda Rio Negro, 967 – cj 717
Alphaville – Barueri/SP
CEP 06454-000
Fone: (11) 4196-6000
www.manole.com.br | https://atendimento.manole.com.br/

Impresso no Brasil | *Printed in Brazil*

Editores

Alessandro Gonçalves Campolina

Médico Geriatra e Psicoterapeuta, com formação em terapia psicodélica por diversas instituições, como: o *California Institute of Integral Studies* (CIIS, EUA), a *Multidisciplinary Association for Psychedelic Studies* (MAPS, EUA), a *Polaris Insight Center* (Polaris, EUA), o *Integrative Psychiatry Institute* (IPI, EUA) e o *Centro Takiwasi* (Takiwasi, Peru). Mestre pela Universidade Federal de São Paulo (Unifesp). Doutor e Pós-doutor pela Universidade de São Paulo (USP) e *fellow* da *American Society of Ketamine Physicians, Psychotherapists & Practitioners* (ASKP3). Professor Colaborador da Disciplina de Oncologia da Faculdade de Medicina da USP (FMUSP). Coordenador do Laboratório de Avaliação de Tecnologias em Saúde do Instituto do Câncer do Estado de São Paulo (ICESP). Desde 2016, aplica a psicoterapia assistida por cetamina (PAC) em diferentes condições de saúde, tendo conduzido centenas de sessões nessa abordagem, em contexto hospitalar e de consultório. No ICESP e na FMUSP, coordena grupos de estudos e de pesquisas sobre terapia psicodélica com cetamina para pacientes com câncer em sofrimento psíquico e/ou existencial. No Instituto Aion, realiza atendimentos clínicos com PAC e coordena treinamentos e supervisões clínicas.

Angela Maria Sousa

Graduação em Medicina pela Universidade Federal do Espírito Santo. Mestre em Farmacologia da Dor pela Faculdade de Medicina de Ribeirão Preto da Universidade de São Paulo (FMRP-USP). Doutora em Anestesiologia pela Faculdade de Medicina da Universidade de São Paulo (FMUSP). Pós-doutora em Anestesiologia pela FMUSP. Professora Colaboradora do Departamento de Cirurgia da FMUSP, Disciplina Anestesiologia. Orientadora da Pós-graduação, nível Doutorado, do

Programa de Anestesia e Medicina Perioperatória da FMUSP. Título Superior em Anestesiologia pela Sociedade Brasileira de Anestesiologia (SBA) e certificado de atuação na área de Dor pela Associação Médica Brasileira. Título de Especialista em Anestesiologia, com três anos de Residência Médica e em Anestesiologia sendo o terceiro ano dedicado à Clínica de Dor. Coordenadora do Centro de Tratamento de Dor do Instituto de Câncer do Estado de São Paulo (ICESP). Membro da Equipe de Controle de Dor do Instituto Central do Hospital das Clínicas (IC-HC-FMUSP).

Rodrigo Fonseca Martins Leite
Psiquiatra Assistente e Professor Colaborador do Instituto de Psiquiatria do Hospital das Clínicas da Faculdade de Medicina da Universidade de São Paulo (IPq-HC-FMUSP). Mestre em *Mental Health Policies and Services* pela Universidade Nova de Lisboa, Portugal. Coordenador do Programa de Psiquiatria Social e Cultural (PROSOL) do IPq-HC-FMUSP. Médico Assistente do CECOM – Unicamp.

Autores

Alessandro Gonçalves Campolina
Médico Geriatra e Professor Colaborador do Departamento de Radiologia e Oncologia da Faculdade de Medicina da Universidade de São Paulo (FMUSP).

Alexandre Slullitel
Graduado em Medicina pela Faculdade de Medicina de Ribeirão Preto da Universidade de São Paulo (FMRP-USP). Mestre em Ciências da Saúde pela FMRP-USP. Doutor em Ciências pelo Programa Anestesiologia, Ciências Cirúrgicas e Medicina Perioperatória (ACCEPT) da FMUSP. Atua na área de Anestesiologia e Medicina Perioperatória com ênfase em Anestesia para Procedimentos Cirúrgicos de Alta Complexidade, Controle das Vias Aéreas e Controle da Dor Aguda e Crônica. Especialista em Medicina Intensiva e certificado de atuação na área de Dor. Possui curso de Capacitação em Administração na área médica pela Fundação Getulio Vargas (FGV).

Ana Clara Cenamo
Geógrafa e Psicóloga Clínica, Psicanalista, com graduação pelo Instituto de Psicologia da Universidade de São Paulo (USP). Especialização em Psicanálise e Linguagem pela Pontifícia Universidade Católica (PUC-COGEAE).

André Brooking Negrão
Médico Psiquiatra. Doutor em Ciências pelo Programa de Pós-graduação em Psiquiatria pela Faculdade de Medicina da Universidade de São Paulo (FMUSP). Orientador da Pós-graduação na FMUSP nas áreas de Dependências Químicas e Uso de Psicodélicos em Saúde Mental. Médico Assistente do Instituto Perdizes

do Hospital das Clínicas da FMUSP. Integrante do coletivo Psykhé – Drogas, Saúde e Sociedade.

Angela Maria Sousa
Médica Anestesista e Professora Colaboradora do Departamento de Cirurgia da Faculdade de Medicina da Universidade de São Paulo (FMUSP).

Bráulio Eloi de Almeida Porto
Graduado e Mestre em Psicologia pela Universidade de São Paulo (USP). Especialista em Psicologia Analítica pela Universidade Estadual de Campinas (Unicamp). Psicanalista junguiano de crianças, adolescentes e adultos pelo C.G. Jung-Institut Zürich. Membro da *International Association for Analytical Psychology* (IAAP). Membro fundador do Instituto Mantiqueira de Psicologia Arquetípica (IMPAR).

Bruno Miralha Nocko
Psicólogo, Especialista em Psicopatologia e Saúde Pública pela Faculdade de Saúde Pública da Universidade de São Paulo (FSP-USP). Diretor-executivo da Cannadélica Ensina e Psicólogo Clínico da Equipe Psykhé.

Camila Brito Puertas
Psicóloga pela Pontifícia Universidade Católica de Campinas (PUC-Campinas). Mestre em Ciências (Psiquiatria e Psicologia Médica) pela Universidade Federal de São Paulo (Unifesp/EPM). Psicóloga Clínica em consultório particular em São Paulo.

Carlos Gustavo Sardinha Mansu
Médico Psiquiatra e Psicoterapeuta, com Graduação, Residência Médica e Doutorado pela Faculdade de Medicina da Universidade de São Paulo (FMUSP).

Elizabeth Fortunatti Albregard
Psicóloga Analista do Comportamento. Mestre em Ciências do Programa de Pós-graduação em Neurociências e Comportamento do Instituto de Psicologia da Universidade de São Paulo (USP). Psicóloga Colaboradora do Programa de Ansiedade (AMBAN) do Instituto de Psiquiatria do Hospital das Clínicas da Faculdade de Medicina da Universidade de São Paulo (IPq-HC-FMUSP).

Ellen Cristina Natal Valentim
Enfermeira do Centro de Tratamento da Dor do Instituto do Câncer do Estado de São Paulo (ICESP). Graduação em Enfermagem pela Faculdade Metropolitanas Unidas (FMU). Especialização em Enfermagem em Oncologia. Assistência de Enfermagem no Centro de Tratamento da Dor do ICESP.

Fábio Scaramboni Cantinelli
Médico pela Faculdade de Medicina da Universidade de São Paulo (FMUSP). Residência em Psiquiatria pelo Instituto de Psiquiatria do Hospital das Clínicas da Faculdade de Medicina da Universidade de São Paulo (IPq-HC-FMUSP), onde participou como residente da fundação do Núcleo de Psiquiatria Forense daquela instituição. Especialista em Psiquiatria pela Associação Brasileira de Psiquiatria (ABP). Qualificação de Especialidade Psiquiátrica pelo Conselho Federal de Medicina (CFM). Perito Psiquiatra Forense de diversas varas cíveis e de família e sucessões da comarca de São Paulo. Representa grandes escritórios de advocacia em trabalhos de assistência técnica psiquiátrica forense. Chefe da Psiquiatria do Instituto do Câncer do Estado de São Paulo (ICESP), com trabalho assistencial e de supervisão técnica de equipes, além da participação em comissões do hospital. Tem atividade acadêmica ao 5º ano FMUSP e aos Residentes de Psiquiatria do IPq. Autor de capítulos de livro e artigos acadêmicos publicados. Ministra aulas e cursos, geralmente no tema depressão, dependência química e temas ligadas à psiquiatria oncológica. Responsável Técnico pelo Hospital Saúde Premium para tratamento de Dependentes de Álcool e Drogas, Capela do Alto, SP. Responsável Técnico pela Clínica Ame.C, de Psiquiatria, Psicologia e Metodologia ABA de tratamento.

Felipe Corchs
Médico Psiquiatra, Professor Colaborador do Departamento de Psiquiatria da Faculdade de Medicina da Universidade de São Paulo (FMUSP). Coordenador do Ambulatório de Trauma do Instituto de Psiquiatria do Hospital das Clínicas da FMUSP (IPq-HC-FMUSP).

Henrique Canosa
Médico pela Universidade Iguaçu, RJ. Especialização em Clínica Médica pela Santa Casa de Misericórdia de São Paulo. Especialização em Cardiologia Adulto pelo Instituto do Coração (InCor) do Hospital das Clínicas da Faculdade de Medicina da Universidade de São Paulo (FMUSP). Especialização em Terapia Intensiva pelo InCor-HC-FMUSP). Especialização em Medicina Paliativa pelo Instituto Paliar. Especialista em Clínica Médica pela Sociedade Brasileira de

Clínica Médica (SBCM) e Associação Médica Brasileira (AMB). Título de área de atuação em Medicina Paliativa pela AMB. Médico da equipe de Cuidados Paliativos do Instituto do Câncer do Estado de São Paulo (ICESP- HC-FMUSP).

Ilana Falcão de Arruda
Médica Psiquiatra, Preceptora da Residência em Psiquiatria da Faculdade de Medicina da Universidade de São Paulo (FMUSP). Médica do Ambulatório de Trauma do Instituto de Psiquiatria do Hospital das Clínicas da FMUSP (IPq-HC-FMUSP).

Karenthan de Abreu Rodrigues
Médica pela Universidade Federal do Amazonas (UFAM). Atuou como estagiária bolsista plantonista no Centro de Informações Toxicológicas do Amazonas (CIT-AM). Médica Anestesiologista pelo Programa de Residência Médica do Ministério da Educação e Cultura no Hospital das Clínicas Luzia de Pinho Melo em Mogi das Cruzes, SP. Especialista em Anestesiologia pela Sociedade Brasileira de Anestesiologia (SBA) e Associação Médica Brasileira (AMB). Especialização em Fisiopatologia e Tratamento da Dor pela Disciplina de Anestesiologia da Universidade de São Paulo (USP) com título de área de atuação em Dor pela AMB 2021.

Lucas Vaz de Lima Mattos
Médico Psiquiatra pela Faculdade de Medicina de Ribeirão Preto (USP). Especialista em Dependência Química pela Uniad/Unifesp, em Integração Fisiopsíquica e Calatonia pela Sedes Sapientiae e Psicologia Analítica pela UniSãoPaulo. Especialista em Terapia Assistida com Psicodélicos pela *Integrative Psychiatry Institute*, Colorado. Membro fundador do Instituto Mantiqueira de Psicologia Arquetípica (IMPAR). Psicoterapeuta de orientação junguiana atuando em Piracicaba - SP.

Marco Aurelio Tuena de Oliveira
Médico com Graduação em Medicina, Residência em Psiquiatria e Mestrado em Ciências (Psiquiatria e Psicologia Médica) pela Universidade Federal de São Paulo (Unifesp/EPM). Coordenador do Ambulatório de Escetamina para Depressão Resistente do Hospital Samaritano de Higienópolis, São Paulo.

Markes Rennan Amaro de Lima
Enfermeiro com graduação em Enfermagem pela Universidade Paulista (UNIP), 2017. Pós-graduado em Unidade de Terapia Intensiva pela EEP-HCMUSP, 2019. Enfermeiro do Grupo da Dor no Instituto do câncer do Estado de São Paulo, desde 2023.

Patrícia Skolaude Dini
Médica pela Universidade Federal de São Paulo (Unifesp/EPM). Residência Médica em Psiquiatria, Terapeuta Cognitivo-Comportamental (TCC) com certificação pela DGERT – Portugal. Proficiente em TCC pelo Centro de Terapia Cognitiva Veda (CTC Veda) e Treinamento em Ensino e Supervisão pelo *Beck Institute* (Philadelphia, EUA). Terapeuta Comportamental Dialética (DBT) pelo *Behavioral Tech* e *The Linehan Institute* (Seattle, EUA). Certificada *pelo Integrative Psychiatry Institute* (IPI, EUA) em Intervenções Médicas Baseadas em Cetamina. Docente e Supervisora Clínica dos Programas de Pós-graduação do CTC Veda. Psiquiatra Clínica e Psicoterapeuta no Instituto Aion.

Roberta Kovac
Psicóloga pela Pontifícia Universidade Católica de São Paulo (PUC-SP). Mestre em Psicologia Experimental: Análise do Comportamento pela PUC-SP. Doutora em Psicologia Clínica pelo Departamento de Psicologia Clínica da Universidade de São Paulo (USP). Psicóloga Clínica, Diretora Acadêmica, Supervisora e Professora no Instituto Par – Ciências e Tecnologia do Comportamento.

Rodrigo Fonseca Martins Leite
Médico Psiquiatra e Professor Colaborador do Departamento de Psiquiatria da Faculdade de Medicina da Universidade de São Paulo (FMUSP).

Rosana Ramos de Freitas
Médica psiquiatra pela Universidade Estadual de Campinas (Unicamp). Mestre em Psiquiatria pela Universidade de São Paulo (USP). Doutoranda da Universidade Nacional da Austrália (*Australian National University* - ANU), *Honorary PhD/Researcher no Monarch Mental Health Group* (MMHG) – grupo de pesquisa psicodélicas.

Silvia Maria Machado Tahamtani
Médica graduada pela Universidade Estadual de Campinas (Unicamp). Residência Médica em Anestesiologia pelo Hospital do Servidor Público Estadual (HSPE--FMO). Especialista em Anestesiologia pela SBA, com certificado de atuação em Tratamento da Dor pela AMB. Pós-graduação em Cuidados Paliativos pelo Pallium Latinamerica. Médica Algologista do Instituto do Câncer do Estado de São Paulo (ICESP). Membro da Sociedade Paulista de Anestesiologia do Estado de São Paulo (SAESP), *International Association for the Study of Pain* (IASP) e da Associação Europeia de Cuidados Paliativos (EAPC). Coordenadora Científica do Comitê de Dor Oncológica da SBED.

Toshio Chiba
Médica graduado pela Faculdade de Medicina pela Universidade de São Paulo (FMUSP). Doutor em Patologia pela Universidade de São Paulo (USP). Residência médica pela Sociedade Brasileira de Geriatria e Gerontologia. Médico do Instituto de Câncer do Estado de São Paulo "Octávio Frias de Oliveira". Experiência em Clínica Médica, com atuação nas seguintes áreas: qualidade de vida, avaliação, serviços de assistência domiciliar, oxigenoterapia e cuidados domiciliares de saúde.

Sumário

Prefácio

Estados não ordinários de consciência, psicodélicos e inovação terapêutica

Os estados não ordinários de consciência (ENOC) acompanham a cultura humana desde a Pré-História. Induzidos por condições patológicas, rituais religiosos ou drogas, os ENOC sempre despertaram fascínio, reverência, desconfiança e medo. A medicina ainda tende a considerá-los primariamente patológicos, indicativos de sofrimento agudo do sistema nervoso central (SNC) ou relacionados a transtornos mentais.

Termos como "estados alterados", "*delirium* tóxico, "psicose induzida", "psicotomiméticos", "psicose tóxica", "modelo experimental de psicose", "alucinógenos" e "dissociativos" ainda povoam a mentalidade da comunidade científica e alimentam temores justificados e injustificados da sociedade como um todo. Já o termo "psicodélico" dialoga com a noção de manifestação, expressão e produção de significado dos fenômenos mentais – para além de sua supressão, patologização ou desvalorização.

A comunidade psicodélica – compreendida como quaisquer atores sociais, científicos e acadêmicos relacionados ao uso e ao estudo dos psicodélicos – considera que ENOC induzidos por essas substâncias podem ser terapêuticos e atuar como ferramentas para extensa transformação pessoal. Há evidências arqueológicas e contemporâneas do uso de psicodélicos em rituais xamânicos e religiosos; tal contexto cultural, associado à descoberta da dietilamida do ácido lisérgico (LSD) na década de 1940, colocou essas moléculas sob a perspectiva médico-científica.

O chamado "renascimento psicodélico" – relativo ao retorno dos investimentos, discussões e pesquisas científicas com psicodélicos a partir dos anos 1990 e início dos 2000 – traz à tona uma enormidade de questões ainda a serem respondidas, especialmente quanto a marcos legais, jurídicos e regulatórios. Apesar do *hype* do MDMA, da psilocibina e de outros psicodélicos, deve ser percorrido um longo caminho histórico e social de autorização, inclusão e diferenciação dessas substâncias diante do rol de outras substâncias psicoativas, como nicotina, álcool, cocaína e opioides.

Este livro é uma oportunidade única de introduzir um marco teórico da psicoterapia assistida com cetamina (PAC) no Brasil, em uma colaboração multiprofissional envolvendo médicos psiquiatras, anestesiologistas, paliativistas, especialistas em dor e psicólogos com formações em diversas abordagens. Trata-se de um esforço do Hospital das Clínicas da Faculdade de Medicina da Universidade de São Paulo (USP) em fomentar a hibridização conceitual e a inovação clínica no campo das condições crônicas não transmissíveis; além de compartilhar as evidências disponíveis e despertar perguntas de interesse científico.

Nesse sentido, este trabalho está dividido em capítulos que procuram trazer uma perspectiva histórica e multidisciplinar da emergência da terapia psicodélica com cetamina, abarcando aspectos conceituais e práticos da incorporação dessa nova modalidade terapêutica às ofertas de cuidados em saúde.

Assim, os primeiros 4 capítulos procuram abordar de maneira panorâmica o contexto cultural e científico do uso de psicodélicos com intenção terapêutica. A medicina tende a assumir o modelo da plausibilidade biológica como suficiente para explicar os fenômenos mentais e a ação dos fármacos. No caso dos psicodélicos clássicos e da cetamina, a psicofarmacologia dos neurotransmissores e receptores (p. ex., agonismo serotonérgico nos receptores 5HT2A e ação antiglutamatérgica, respectivamente) seria suficiente para compreender os resultados terapêuticos? Ou não?

Esses primeiros capítulos, além de narrar a história recente da pesquisa com psicodélicos, destacam algumas considerações sobre a questão do "Eu" e da experiência subjetiva relacionada ao uso de psicodélicos. De maneira ampla, o conceito de "Eu" inclui a percepção imediata de ser um sujeito da experiência (posse) e um agente da ação (agência), a autoconsciência dos *inputs* somatossensoriais e um senso longitudinal e estável de identidade, alicerçado na memória autobiográfica. Isso nos permite saber minimamente que somos distintos do ambiente que nos cerca e quem somos desde o nascimento até a morte. Por extensão, o construto do "Eu" dialoga com o que definimos como "realidade". Será que a realidade se apresenta de forma consensual e homogênea para os bilhões de "Eus" vivendo no planeta?

Os psicodélicos parecem perturbar transitoriamente esse sistema de construção do "Eu", tanto na perspectiva da distinção entre sujeito/objeto quanto na ressignificação de experiências pregressas e atuais de vida. A "dissolução do ego", "experiências-pico", "experiências místicas" de um lado e vivências de "*insight*", "percepção ampliada", "reconciliação", "conexão consigo mesmo(a)" do outro são manifestações fenomenológicas eventualmente imbricadas, que se relacionam à melhora do humor, da ansiedade e dos relacionamentos interpessoais, à redução de comportamentos compulsivos, ao melhor gerenciamento da dor crônica, à aceitação da finitude, ao aumento da resiliência e ao amadurecimento da personalidade. Ou seja, navegar nas águas eventualmente desafiadoras dos ENOC parece trazer resultados clínicos promissores, desde que os pacientes compreendam o paradigma e sejam conduzidos com segurança dentro de uma estruturação psicoterápica, com *set & setting* propício.

No Capítulo 5, a utilização clínica da cetamina como psicodélico é apresentada como um horizonte concreto a ser explorado pelos profissionais de saúde mental, especialistas em dor crônica e voltados à oncologia e aos cuidados paliativos. Estes dois campos da saúde aglutinam as principais evidências dos estudos clínicos com psicodélicos desde os anos 1950/1960. São áreas da saúde que lidam com condições crônicas, frequentemente esbarrando nos limites das terapêuticas convencionais.

A fantasmagoria do proibicionismo nos anos de 1970 e 1980 alardeou inúmeros relatos de pessoas alucinando, completamente fora de controle e fugindo de inimigos imaginários. Dessa forma, o pânico moral diante dos psicodélicos e dos ENOC, mesmo que invalidado pelas evidências científicas, ainda é um dispositivo cultural pervasivo que mina abordagens mais progressistas e coíbe discussões e o avanço de pesquisas acadêmicas.

Apesar de ainda escassas, as pesquisas com cetamina realizadas dentro do paradigma psicodélico e multidisciplinar tendem a reafirmar a inclusão dessa substância – não exclusivamente como antidepressivo de ação rápida ou anestésico dissociativo, mas como indutor seguro de ENOC com potencial de transformar padrões repetitivos de cognição e comportamento.

Nos Capítulos 6 e 7, o modelo bioquímico hegemônico é colocado em discussão, apesar de seus avanços serem inegáveis. A abordagem da "dor total" e do "sofrimento existencial" torna a necessidade de um modelo "biopsicossocial" cada vez mais urgente. Apesar disso, muitos médicos são treinados a oferecer respostas rápidas e assertivas, no modelo "queixa e conduta". Isso se aplica totalmente à lida com doenças agudas, urgências e emergências.

Entretanto, os sistemas de saúde e os profissionais se deparam com uma crescente carga de doença relacionada às doenças crônicas não transmissíveis (DCNT) – como câncer, transtornos mentais, doenças cardiovasculares, doenças respiratórias e diabetes. Nesse contexto, a formação médica deve se adaptar ao modelo biopsicossocial tão comentado, mas pouco viabilizado na prática. Por que isso acontece? Há um desafio conceitual, já que a ciência médica a partir dos séculos XVII/XVIII é fundada sob a égide de princípios filosóficos como fisicalismo, dualismo e reducionismo. Dessa forma, influências psicológicas, históricas, culturais e sociais tendem a ser colocadas em segundo plano ou, mesmo que consideradas, são pouco operacionalizadas. Nessa perspectiva, valorizam-se os fatores físicos, químicos e biológicos relativos à saúde como consistentemente reais.

Entretanto, algumas evidências científicas explicitam a relação entre aspectos psicossociais e saúde. Por exemplo, eventos adversos na infância, como exposição a negligência e abuso psicológico, físico ou sexual, associam-se ao desenvolvimento de doenças físicas e transtornos mentais na idade adulta. Ou seja, uma parte considerável das pessoas com DCNT foi submetida a experiências que programaram seus genes e organismo para adoecer. Importante observar que conteúdos de abuso e experiências infantis costumam eclodir durante a psicoterapia psicodélica.

Dentro de uma perspectiva ampliada, a compreensão de que a dor crônica leva à sensibilização central abre perspectivas para a psicoterapia psicodélica nesse campo. Quando nos recordamos do papel preditivo do cérebro e de como ele pode ser "relaxado" com psicodélicos, o arcabouço neurocognitivo *default* que perpetua a dor pode ser convidado a encontrar novas conexões e significados. Trata-se de um campo de atuação e pesquisa clínica extremamente promissor. Pensemos num indivíduo com câncer, depressão e dor crônica. Seria possível abordar todas as condições simultaneamente? O potencial terapêutico transdiagnóstico dos psicodélicos coloca as práticas clínicas exatamente nessa direção.

Assim, os Capítulos de 8 a 14 percorrem algumas das principais condições de saúde mental que podem ser abordadas por meio da terapia psicodélica com cetamina. Em todas essas condições, a grande aposta é que perceber a realidade e a si mesmo sempre da mesma forma, valendo-se dos mesmos julgamentos e preconcepções, pode não ser saudável: um indivíduo deprimido, ao se perceber como insuficiente para as demandas da própria vida, pode cogitar suicídio, ou uma pessoa com transtorno de estresse pós-traumático (TEPT) pode se sentir "congelada" afetivamente e evitar vínculos por anos e décadas em decorrência de um trauma grave.

Os psicodélicos revelam que esse senso de "Eu" (e, por conseguinte, o senso da realidade), cristalizado, previsível e consolidado ao longo da vida pode ser momentaneamente descontruído pela desarticulação na rede neural de modo-padrão (ou *default mode network* – DMN), ora aumentando a conectividade, ora reduzindo a sincronização entre as áreas cerebrais, intensificando um processo de entropia em nível cerebral.

Essa maior imprevisibilidade neural coloca em xeque os mecanismos preditivos do cérebro. Diante do aumento da incerteza, as experiências subjetivas são modificadas, tornadas fluidas, imprevisíveis, e a criação de "saídas" para os novos "impasses" relaciona-se à maior flexibilidade cognitiva. Deve-se destacar que a experiência psicodélica é de caráter prioritariamente subjetivo, afastando-se da conceituação, até pejorativa, de efeito "alucinógeno", ou seja, relativo à ocorrência de percepções sem objeto (p. ex., ver e ouvir coisas que não existem). A recomendação dos olhos vendados e fechados nos protocolos clínicos de psicoterapia assistida com psicodélicos (PAP) visa favorecer a autoinvestigação. Alucinar não tem significado terapêutico e não é objetivo da terapia psicodélica. Alucinar relaciona-se a experiências psicopatológicas vividas em condições clínicas específicas, como a síndrome de abstinência alcóolica grave, as doenças neurológicas e as psicoses agudas.

Por fim, no Capítulo 15, perspectivas para a implementação de serviços de terapia psicodélica com cetamina, bem como o processo de formação de profissionais para essa realidade assistencial, serão abordadas de modo a desmistificar o *hype* dos psicodélicos e a falsa ideia da existência de moléculas milagrosas. Paralelamente, é preciso reconhecer que o uso da cetamina sem nenhum tipo de psicoterapia atrelado e visando somente à supressão dos sintomas é hegemônico no Brasil e no mundo.

Como lidamos com condições crônicas complexas, a psicoterapia deve compor qualquer plano de tratamento. No tratamento psicodélico, a psicoterapia apresenta peculiaridades: o terapeuta precisa ter uma trajetória clínica em alguma psicoterapia baseada em evidências e estar familiarizado com a abordagem psicodélica. Mas não somente; o desafio intelectual e epistemológico é gerar convergência e sinergia clínica.

Assim, estamos diante de um saber em construção, na intersecção dinâmica entre tradição de práticas curativas, neurociências, psicoterapia comparada, psiquiatria, saúde pública, ciências sociais e medicina. Tornar-se um terapeuta psicodélico é produzir conhecimento e estudar, com profundidade e espírito crítico, todos os campos de conhecimento relacionados a essa área do saber. Para colaborar com esse propósito, a terapia psicodélica com cetamina constitui um horizonte tangível, com aplicabilidade de curto e médio prazo em todo o sistema de saúde.

1

Morte e vida no horizonte terapêutico do uso de psicodélicos na clínica contemporânea

Alessandro Gonçalves Campolina

RESUMO

A relação entre morte e estados não ordinários de consciência é um acontecimento de grande relevância clínica para experiências psicodélicas em contextos ritualísticos e terapêuticos. O uso de psicodélicos é muitas vezes enfatizado como meio de conexão com o "mundo dos mortos", de acordo com cosmovisões ameríndias. A perspectiva de curandeiros como Don Luis Panduro Vásquez e as abordagens filosóficas de Kierkegaard, Deleuze e Guattari contribuem conceitualmente para a compreensão das experiências de quase-morte e de dissolução do ego. O crescimento do uso terapêutico de psicodélicos revela uma integração profunda entre processos de morte e vida, evidenciando seu potencial criativo e transformador para a saúde mental.

INTRODUÇÃO

A morte é uma questão central ao campo da psicodelia. A bebida psicoativa, conhecida pelo nome de Ayahuasca, por exemplo, traz em sua composição etimológica o termo "mortos" (do quéchua *Aya*) combinado ao termo "cipó" (do quéchua *Huasca*), que juntos pretendem designar uma medicina sagrada capaz de permitir o acesso ao "mundo dos mortos" e revitalizar a conexão existencial com territórios ancestrais.

Para o curandeiro vegetalista Don Luis Panduro Vásquez, ou "Don Lucho", a potência das experiências psicodélicas em contextos ritualísticos pode ser plenamente apreendida na navegação pelo espaço fronteiriço entre a vida e a morte.

"Don Lucho" ressalta essa potência ao afirmar que as plantas psicoativas sagradas, ao induzirem visões e experiências de quase-morte, promovem a regeneração e a cura. Em seu vitalismo radical, ele destaca que, através dessas experiências, "sente-se a morte, mas não se morre de fato"; é o ego negativo que morre, permitindo uma renovação total[1].

Da forma similar, o filósofo dinamarquês Søren Aabye Kierkegaard problematizou o "ego" como uma descida do infinito ao finito, abordando a morte como uma possibilidade vital, uma experiência que atravessa toda a existência humana. Em sua obra, Kierkegaard sugeriu que a morte, longe de ser considerada o fim, é uma condição capaz de trazer mais esperança do que a própria vida.

A superação do medo da morte é, para ele, um processo fundamental para conduzir a uma existência livre. Sua filosofia é, portanto, um convite à responsabilidade de "tornar-se o que se é", acessando uma alegria paradoxal no encontro com a morte[2].

Nesse sentido, Kierkegaard apresenta em seus trabalhos duas visões contrastantes sobre a morte: uma ontológica e uma existencial. A morte ontológica é aquela que surge da desestabilização da síntese que constitui a natureza humana, levando a uma vida angustiada e à busca incessante por uma cura impossível. A morte existencial, em contrapartida, é a morte para o mundo, permitindo que alguém se torne quem realmente é. Essa última noção de morte implica desfazer-se das exigências ordinárias que nos afastam de nós mesmos, cessando tudo aquilo que não é necessário para uma vida plena[2].

A experiência de uma vida desesperada depende, portanto, da relação que se tem com a morte. Kierkegaard identifica dois modos pelos quais essa relação pode se constituir: a primeira via é pelo "temor à morte", fruto de uma vida angustiante e incapaz de transcender o possível; e a segunda, pelo "amor à morte", proveniente de uma crença na vida que ultrapassa o possível e abraça o impossível e o absurdo, enfrentando os paradoxos existenciais sem as amarras do medo[2].

Kierkegaard insiste que a salvação diante da morte requer, portanto, honestidade com os paradoxos existenciais e coragem para dominar o próprio tempo e conquistar a eternidade. Cada decisão representa uma morte do "ego", acompanhada pela experiência do desespero, que revela as tensões existenciais e impulsiona o "ego" para o constante "tornar-se o que se é". Essas tensões são, de fato, os paradoxos sucessivos da vida, que refletem a síntese de finito e infinito caracterizadora da existência humana[2].

A morte também é um tema caro à filosofia de Gilles Deleuze e Felix Guattari. Para esses autores, a experiência da morte é frequente no inconsciente, pois ocorre na vida e para a vida, em cada passagem ou devir. Essa é a morte como parte do processo de produção de subjetividade, como uma redistribuição das energias cerebrais, como uma abertura de novos caminhos criativos, catalisando operadores existenciais capazes de adquirir consistência e persistência[3].

Deleuze e Guattari descrevem a ideia de uma "pequena morte" como perda do "ego" e reconfiguração do desejo; que não passa por um aprofundamento pessoal, mas por um retorno ao ciclo das operações desejantes, uma operação semelhante ao observado em experiências de quase-morte. Entretanto, os autores nos alertam que é possível falhar nessa "morte"; seja lutando contra ela, seja enxergando-a como um evento final. Não estar à altura de uma "pequena morte" é não ser capaz de senti-la como um processo capaz de liberar a criatividade para a construção de um novo futuro[3].

Assim, de acordo com as proposições encontradas na filosofia dos autores, os atos clínicos devem assumir pelo menos duas tarefas principais. Primeiramente, há uma tarefa negativa, que consiste em identificar a natureza dos investimentos desejantes em cada contexto social. Isso envolve descobrir possíveis conflitos internos desses investimentos, bem como suas relações e possíveis conflitos com os investimentos pré-conscientes do mesmo campo. Em essência, trata-se de analisar a interação entre o desejo e a sua própria repressão, entendendo como o inconsciente é maquinado e como isso se relaciona a interesses pré-conscientes[3].

Em segundo lugar, há uma tarefa positiva, que visa libertar as forças produtivas primárias do desejo, permitindo que elas sejam reorganizadas de maneira diferente. Isso envolve uma renovação completa do inconsciente, uma espécie de "esfoliação" que leva à emergência de uma nova corporeidade. Esse processo busca criar um "grau zero" de intensidade ou uma "suavização" do território existencial, possibilitando novas formas de individuação e reiniciando os investimentos desejantes[3].

Deleuze e Guattari afirmam, entretanto, que a tarefa negativa ou desconstrutiva de uma prática clínica não é de forma alguma separável de sua tarefa positiva, ou seja, todas essas tarefas são necessariamente empreendidas ao mesmo tempo[3]. Assim, os processos de morte envolvidos na tarefa negativa se conjugam imediatamente com os processos de vida afirmados na tarefa positiva, de modo que os atos clínicos, ressoando com a experiência da "pequena morte", possam ensinar muito mais sobre a retomada da vida do que sobre qualquer processo de exaustão ou de abolição.

Em ressonância com Deleuze e Guattari, a prática clínica esquizoanalítica, bem como o uso de psicodélicos, "deveria, praticamente, nos ensinar a cantar a vida", e este seria, portanto, um aprendizado adquirido à medida que avançamos, fabulando e cantando "nossa canção imanente"[3].

A proposição de um canto de vida, com base em uma escuta sensível da morte, é um paradoxo que atravessa não só a filosofia de Deleuze e Guattari, mas todo o campo da psicodelia clínica, desde a sua gênese nos contextos ritualísticos até a sua incorporação pelas práticas tecnocientíficas recentes.

A história dessa incorporação narra o grande desafio ao tornar a psicodelia uma experiência clínica que faz da morte uma função de vida. Aliás, não seria esta a mais formidável conquista da consciência: colocar a morte a serviço da vida?

USO DE PSICODÉLICOS EM CONTEXTOS TERAPÊUTICOS

Nas últimas décadas, o interesse científico e terapêutico por algumas substâncias psicodélicas ressurgiu de modo intenso no campo da saúde mental, assim como o turismo relacionado a essas substâncias, muitas vezes associado a experiências de despertar espiritual. Algumas jurisdições também começaram a permitir o uso de psicodélicos para fins médicos e não médicos, ao mesmo tempo que há um crescente interesse comercial em aproveitar os desenvolvimentos relacionados aos psicodélicos em diferentes esferas[4]. No geral, o ritmo desses desenvolvimentos não tem precedentes, mas remonta uma história de investigação científica de substâncias psicoativas iniciada há várias décadas.

Ao longo dessa história, o termo "psicodélico" foi cunhado pelo psiquiatra Humphry Osmond na década de 1950 para designar substâncias com a capacidade de propiciar a "manifestação" ou "revelação da mente". O termo destaca a característica comum das substâncias psicodélicas, que é a sua capacidade de induzir mudanças na percepção.

Essas alterações de percepção são coloquialmente chamadas de "viagem psicodélica" e são comumente descritas na literatura como "experiências não ordinárias de consciência", ou mesmo em perspectivas espiritualistas, como "experiências místicas" ou "experiências de pico". Os psicodélicos são, portanto, um grupo diversificado de substâncias que induzem estados de consciência, percepção, pensamento e sentimentos não ordinários, acompanhados por diferentes graus de alterações das percepções auditivas ou visuais[4]. Na pesquisa biomédica contemporânea, três grupos amplos de psicodélicos estão sendo investigados com base em seus mecanismos de ação e efeitos: os clássicos, os entactógenos e os dissociativos.

Os psicodélicos clássicos incluem a dietilamida do ácido lisérgico (LSD), a psilocibina, a n,n-dimetiltriptamina (DMT) e a mescalina, cujos efeitos, marcados pela emergência de alterações visuais e auditivas, caracterizam suas propriedades singulares de "manifestadores da mente". Embora o mecanismo de ação da maioria dos psicodélicos clássicos seja complexo e não totalmente compreendido, geralmente atuam como agonistas (parciais ou completos) dos receptores de serotonina 5-HT2A, aumentando a disponibilidade de serotonina na fenda sináptica, por isso também são conhecidos como psicodélicos serotoninérgicos.

Muitos psicodélicos clássicos ocorrem naturalmente em plantas e fungos, mas também podem ser sintetizados de materiais extraídos de diferentes matérias-primas, como a mescalina (do cacto Peiote) e a psilocibina (de várias espécies de cogumelos).

Na América do Sul, a Ayahuasca manifesta suas propriedades psicoativas principalmente a partir da presença da DMT, substância psicodélica que tem sua degradação inibida por inibidores da monoaminoxidase (IMAO) também contidos na bebida, podendo por isso produzir efeitos farmacológicos a partir do seu consumo por via oral. Também faz parte desse grupo a LSD, composto sintético produzido pela primeira vez em 1938 que fez parte do horizonte de muitos movimentos culturais ao longo do século XX[5].

O segundo grupo de psicodélicos, conhecido como entactógenos, inclui a 3,4-metilenodioximetanfetamina (MDMA), substância análoga da anfetamina, que produz efeitos estimulantes e atua como agente liberador de serotonina.

Seus efeitos podem ser semelhantes em alguns aspectos, mas substancialmente distintos em outros, dos psicodélicos clássicos. Por exemplo, ao contrário de outros psicodélicos, a MDMA aumenta a liberação de ocitocina, considerada responsável por seus efeitos subjetivos, como maior empatia e vinculação social. Ao mesmo tempo, a atividade nos receptores 5-HT1A e 5-HT1b, associada ao aumento dos níveis de fator neurotrópico derivado do cérebro (BDNF), atenua sentimentos de depressão e ansiedade, reduz a resposta de medo e aumenta os níveis de autoconfiança[6]. Graças ao conjunto de manifestações afetivas provocadas por essa classe de psicodélicos, seria justo, quem sabe, chamar os seus integrantes pelo nome de "empatodélicos".

O terceiro grupo de psicodélicos, conhecido como substâncias dissociativas, inclui o óxido nitroso, a fenciclidina (PCP) e a cetamina. O óxido nitroso, também conhecido como "gás do riso", fez parte das experiências psicodélicas do filósofo americano William James e ainda hoje é usado em procedimentos anestésicos.

Já a PCP, embora atualmente não esteja em uso clínico, foi introduzida como agente anestésico em 1950, mas foi descontinuada devido a preocupações com a segurança terapêutica. A cetamina foi introduzida como alternativa mais segura à PCP e é amplamente utilizada como anestésico para procedimentos médicos, em diversas especialidades. Tanto a PCP quanto a cetamina atuam como antagonistas do complexo receptor NMDA, mecanismo que em parte contribui para as mudanças cognitivas ou dissociativas que produzem, em especial, as "experiências de saída do corpo" e as "experiências de quase-morte" (EQM)[7].

De modo singular, essas experiências de "dissociar", "separar" e "cindir" caracterizam a fenomenologia dessas substâncias, que, aproveitando um prefixo altamente conhecido em saúde mental e na filosofia de Deleuze e Guattari, poderiam ser denominadas de substâncias "esquizodélicas".

O uso terapêutico da fenomenologia induzida por substâncias psicodélicas é a especificidade desse campo emergente de saber, que para além da psiquiatria e da psicologia se constitui com o passar dos anos em uma área de atuação multiprofissional em saúde, que pode ser denominada simplesmente de "psicodelia clínica".

Compreender as singularidades da fenomenologia específica de cada substância é um desafio para a formação de terapeutas psicodélicos, bem como para o desenvolvimento de teorias e modelos clínicos que visem embasar essa atuação profissional. Como veremos a seguir, em se tratando de terapias psicodélicas com cetamina, a sintomatologia dissociativa deve ser destacada e a proximidade com experiências de EQM pode facilitar a compreensão dos processos subjetivos induzidos[8], permitindo que as dissociações sejam manejadas clinicamente de uma perspectiva de "criatividade", que leve em conta simultaneamente processos de descentramento, desconstrução e desterritorialização e processos de reconexão, construção e reterritorialização.

PSICODELIA CLÍNICA E EXPERIÊNCIA DE QUASE-MORTE

Ao longo dos anos, pesquisadores têm destacado semelhanças notáveis entre alguns eventos de quase-morte e as experiências místicas vivenciadas em contextos ritualísticos. Particularmente nos casos em que o sujeito esteve genuinamente próximo à morte, essas experiências foram algumas vezes interpretadas como evidência de "vida após a morte". Independentemente dessa interpretação, as EQM exibem muitos atributos de experiências místicas, e várias características são comuns a muitas dessas descrições, incluindo "revisão de vida" e, em muitos casos, um estado de felicidade associado a uma extrema relutância em retornar à "consciência plena"[8].

Um elo causal entre as EQM e o bem-estar espiritual tem sido cautelosamente proposto, ao mesmo tempo que essas experiências têm sido consideradas uma forma ou um veículo para o despertar espiritual. Nesse sentido, estudos têm revelado que as EQM podem induzir transformações radicais, levando a mudanças de visão de mundo. Indivíduos que vivenciam EQM relatam uma autopercepção diferente, mudanças em seu relacionamento com os outros e uma nova atitude em relação à vida e à morte. Ao mesmo tempo, as EQM podem contribuir para expandir a compreensão dos processos de construção de significado e de produção de sentido, relacionados a episódios de vida estressantes[8].

Assim, práticas que têm sido associadas a EQM, como meditação, hipnose, respiração holotrópica e hiperventilação, têm sido investigadas em estudos recentes. Da mesma forma, substâncias psicoativas como a cetamina e a DMT têm sido avaliadas como potenciais indutores de EQMs[9]. Em relação às substâncias psicoativas, um estudo mostrou sobreposição significativa em quase todas as características fenomenológicas da EQM, ao comparar as EQM induzidas pela DMT com um grupo de experimentadores de EQM "reais", ou seja, que realmente vivenciaram uma EQM[9].

Em um contexto terapêutico, a possibilidade de EQM induzidas por substâncias psicodélicas remete à primeira tarefa a ser considerada em uma proposta de psicodelia clínica: desconstruir as capturas da produção desejante, muitas vezes consolidadas na formação do "ego", investigando novas possibilidades de conexão que resgatam a vida de suas interdições existenciais.

PSICODELIA CLÍNICA E INCONSCIENTE TANATOVITALISTA

A noção de inconsciente, tal como proposta por Sigmund Freud em 1915, marca a potência disruptiva de suas proposições clínicas, em relação ao contexto epistemológico de seu tempo, considerando-a em termos filosóficos, mas também em termos ético-políticos. Em termos ético-políticos, a equivalência entre razão e consciência, criticada por Freud, pressupõe um certo "logos" que distinguia "humanos" e "não humanos", estabelecendo uma hierarquia ontológica no território da vida[10].

Em *O inconsciente*, Freud indicava a existência de atos cujas origens ou explicações estavam para além da consciência, como os atos-falhos, os sonhos e outros resultados de experiências com hipnose. Em seu esforço de conceituação, Freud propunha duas rupturas significativas do ponto de vista epistemológico no entendimento do funcionamento psíquico.

A primeira ruptura refere-se à relação de identificação entre psiquismo e consciência. Freud afirma que esses dois conceitos não são coincidentes, ou seja, há mais no psíquico do que aquilo que está revelado à consciência. A segunda ruptura se dá entre inconsciente e fisiologia. Freud dá um passo adiante em relação àquilo que já havia esboçado, enfatizando aqui que, considerando o inconsciente, "nenhuma concepção fisiológica, nenhum processo químico pode nos dar ideia de sua essência"[10].

Com Freud, portanto, pode-se dizer que a distinção entre consciência e inconsciência é, antes de tudo, de natureza topológica. Portanto, é seguro afirmar que, desde então, a subjetividade torna-se uma questão fundamentalmente espacial e que o psiquismo pode ser entendido a partir uma composição dinâmica e singular daquilo que é reconhecido como "interno" e "externo". Nessa perspectiva, ressalta-se ainda que tal topologia não se confunde com uma localização anatômica das funções, sistemas ou mesmo dos atos psíquicos em si: "provisoriamente, nossa topologia psíquica nada tem a ver com a anatomia; ela se refere a regiões do aparelho psíquico, onde quer que se situem no corpo, e não a locais anatômicos"[10].

Assim, o caminho para a formulação da noção de inconsciente permite supor que uma instância que não reconhece a realidade chamada "objetiva", e que nem se constitui como unidade íntegra e homogênea, seja constituinte do "eu". Isso pode significar que, em cada um, em cada caso, sua constituição subjetiva, submetida a determinada ação de recalque, determina, só depois, uma forma supostamente íntegra e específica de "eu", a que se opõem determinados objetos ou representações alijadas, estranhas ou alienadas de si.

No prefácio do livro *A queda do céu: palavras de um xamã yanomami*, o antropólogo Eduardo Viveiros de Castro propõe mais uma vez uma concepção topológica do inconsciente: "A alma e seus avatares leigos modernos, a "cultura", a "ciência" e a "tecnologia", não nos isentam nem nos ausentam desse comprometimento não desacoplável com o mundo, até porque o mundo, segundo os yanomami, é um "plenum anímico"[11].

Nesse sentido, a alma é um princípio que concorre na individuação dos seres animados, segundo a metafísica ocidental, passando por várias atualizações até o período moderno. Esse princípio de individuação teria, segundo o antropólogo, correspondências em "instituições" contemporâneas, cujas finalidades não nos eximem da necessária interligação que temos com o mundo.

Esse mundo pode ser entendido, justamente, como essa alma contínua ("*plenum* anímico"), da qual abrimos mão, quando renunciamos a outras ontologias não ocidentais, como a dos povos originários. Ao sucumbirmos ao processo civilizador, ao pensamento colonial, privamo-nos de todo um mundo, de toda uma forma de pensar a existência.

Assim, a ação do processo civilizador, em seu aspecto colonial, estabelece um regime de privação ontológica, uma condenação do indivíduo ao mesmo, uma privação das "forças do fora", que muitas vivências alargadas de consciência têm identificado com a existência de um "mundo dos mortos". Um mundo anunciado por diversas tradições ritualísticas e que em sua dinâmica existencial pode ser aproximado de EQM apreendidas pela ciência ocidental[12].

Com base nesse plano conceitual, é possível pensar em uma dimensão "tanatovitalista" do inconsciente, que integra e articula simultaneamente as forças de vida e morte[12]. Nessa compreensão, o inconsciente não é apenas um repositório de desejos reprimidos ou traumas passados, mas uma dinâmica contínua na qual a morte e a vida coexistem e se influenciam mutuamente.

Assim, para a segunda tarefa proposta para a psicodelia clínica, construir um campo de forças criativas segundo uma perspectiva ontológica do inconsciente é uma necessidade que vai ao encontro de trazer o "acontecimento" para o âmago dos processos clínicos. O filósofo francês Gilles Deleuze contribui para essa compreensão através de um conceito de "acontecimento", que transcende a mera factualidade e se situa na simultaneidade da efetuação (realização de processos de vida) e da contraefetuação (realização de processos de morte)[13].

USO DE PSICODÉLICOS EM CONTEXTOS RITUALÍSTICOS

No contexto das experiências rituais ameríndias, como as induzidas pela Ayahuasca, o "inconsciente tanatovitalista" torna-se evidente. Essas experiências permitem, de fato, acessar estados de consciência nos quais a morte simbólica do ego negativo e a regeneração vitalista do ser ocorrem simultaneamente.

Na cosmogonia do povo ameríndio Huni Kuin, por exemplo, a morte é parte das narrativas míticas e da conexão com a ancestralidade, desempenhando um papel crucial na formação das condições de existência da floresta. A morte, nesse contexto, não é vista como um fim, mas como uma transformação incessante que contribui para a revitalização contínua[12].

Embora a terapia assistida com psicodélicos seja frequentemente discutida como uma forma nova e emergente de tratamento, culturas nativas e indígenas conhecem os benefícios terapêuticos de acessar estados não ordinários de consciência há milênios[14,15]. Os psicodélicos, também denominados de enteógenos, podem desafiar a percepção e a cognição, mudar visões sobre a vida e a morte e questionar a realidade. Nesse contexto ritualístico, a "dissolução do ego", um aspecto comumente relatado nas experiências psicodélicas, parece ter importância fundamental na experiência mística e nos elementos terapêuticos[4].

Se a experiência mística pode ser destacada como um elemento fundamental da psicodelia clínica, é importante que ela seja identificada através do reconhecimento de nove facetas do misticismo: (1) um senso de objetividade e realidade experimentado como *insight*, ou qualidade noética; (2) os sentimentos de paz, alegria, felicidade e êxtase, ou afeto positivo; (3) a sensação de ter encontrado o divino, chamada qualidade religiosa; (4) a dificuldade em expressar-se em linguagem comum ou inefabilidade; (5) a aparente violação das leis da lógica ou paradoxalidade; (6) a emergência de uma consciência unitária com um eu puro, ou qualidade do ego; (7) a localização da experiência fora do espaço e do tempo, ou qualidade espaciotemporal; (8) a unidade subjacente dos objetos, percebida como básica para o universo, ou qualidade unificadora e (9) uma subjetividade interna ou "vida" em todas as coisas[14].

Assim, uma terapia psicodélica informada por experiências místicas comuns ao xamanismo e às tradições de povos originários inclui uma visão de mundo animista e relacional com foco em imagens e relações espirituais que envolvem a incorporação de pessoas humanas e não humanas, bem como intersecções entre os "mundos dos vivos" e os "mundos dos mortos".

Do ponto de vista das comunidades indígenas, é preciso considerar que a preservação de medicinas e práticas tradicionais, tanto tangíveis (p. ex., propriedade material) quanto intangíveis (p. ex., propriedade intelectual, habilidades culturais e tradições, artes performáticas, cerimônias), é fundamental para a transmissão da identidade cultural e sobrevivência dessas comunidades.

As tradições de cura indígena orientam sua aplicação com base na "conectividade", que é a compreensão de que a vida humana é interdependente e contingente à manutenção de relações éticas com outras pessoas, ancestrais, plantas, animais e o mundo natural. Esses sistemas de conexão são o coração da existência indígena e iluminam abordagens para a saúde física, intelectual, emocional e espiritual.

O conexionismo ameríndio é, portanto, baseado em qualidades físicas, emocionais, cognitivas e espirituais que tornam os sistemas indígenas interdependentes, participativos e ecológicos. A identidade coletiva indígena está enraizada em um senso de reverência e responsabilidade em relação a todos os ecossistemas e ciclos de vida interconectados, em suas dimensões humanas, não humanas e ambientais.

Com base no reconhecimento do protagonismo indígena na invenção e na preservação das bases da cultura psicodélica, é possível identificar oito princípios éticos interconectados para a orientação do uso de medicinas tradicionais indígenas na pesquisa e prática psicodélica ocidental: (1) Reverência, (2) Respeito, (3) Responsabilidade, (4) Relevância, (5) Regulamentação, (6) Reparação, (7) Restauração e (8) Reconciliação[15].

Observando esses princípios, é possível reconhecer que, ao continuar a extração e comercialização de várias medicinas tradicionais indígenas, as instituições ocidentais estão destruindo os temas centrais da vida indígena de diferentes formas, com especial destaque para os seguintes aspectos: (i) a glorificação dos psicodélicos excita narrativas prejudiciais que resultam em consumismo espiritual e turismo explorador, frequentemente gerido por ocidentais; (ii) a coleta insustentável de medicinas indígenas as torna cada vez mais indisponíveis para uso local das comunidades nativas; (iii) os povos indígenas são expostos a extrema violência pela infiltração de cartéis de drogas em territórios tradicionais que frequentemente obtêm matérias-primas de habitats florestais; (iv) a disseminação de informações falsas sobre uma planta medicinal específica como sendo a chave única para a iluminação humana[15].

CONSIDERAÇÕES FINAIS

Por fim, a promessa de inovação trazida pela emergência da psicodelia clínica nos últimos anos depende do entendimento profundo de que a medicina tradicional indígena é um sistema ético, ecológico e holístico que interconecta humanos e o meio ambiente. Um senso de reverência pelo planeta guia todas essas relações sistêmicas, assim como um compromisso com a preservação de toda a vida. A medicina tradicional indígena, de uma perspectiva conectiva, promove um viver compassivo e uma consciência do cuidado coletivo para sustentar o bem-estar das futuras gerações.

A pesquisa e prática psicodélica ocidental tem suas raízes nos sistemas de medicinas tradicionais indígenas, mas transformaram abordagens centradas no parentesco (tratando todas as relações, incluindo as estabelecidas com as plantas medicinais, como parentes) em abordagens antropocêntricas (centradas no humano). Essa abordagem antropocêntrica não reverencia ou reconhece adequadamente os patrimônios culturais indígenas nos procedimentos ocidentais, expropriando conhecimentos e separando as medicinas sagradas dos seus contextos de usos originais.

A consideração explícita das contribuições das práticas tradicionais indígenas para a pesquisa e prática psicodélica ocidental é fundamental para a consolidação da psicodelia clínica. Morte e vida tornam-se horizontes terapêuticos do uso de psicodélicos na clínica contemporânea apenas e tão-somente quando o direito à vida e o direito de viver em paz em terras ancestrais for reconhecido em todo o mundo.

REFERÊNCIAS BIBLIOGRÁFICAS

1. Campolina AG. Anomalística e o sentido de quase morte no uso de ayahuasca na terapêutica. Lugar Comum. 2019;54:163-72.
2. Campolina AG. Paradoxo e medo da morte: dimensões tanatológicas na obra de SØren Kierkegaard. Espaço Acadêmico. 2016;179:44-51.
3. Eloff A. Undoing the present, crystallising the future: psychedelic schizoanalysis. La Deleuziana. 2022;34-56.
4. Ko K, Knight G, Rucker JJ, Cleare AJ. Psychedelics, mystical experience, and therapeutic efficacy: a systematic review. Front Psychiatry. 2022;13:917199.
5. Carhart-Harris RL, Goodwin GM. The therapeutic potential of psychedelic drugs: past, present, and future. Neuropsychopharmacology. 2017;42(11):2105-13.
6. Mitchell JM, Ot'alora GM, van der Kolk B, Shannon S, Bogenschutz M, Gelfand Y, et al. MDMA-assisted therapy for moderate to severe PTSD: a randomized, placebo-controlled phase 3 trial. Nat Med. 2023;29(10):2473-80.
7. Kolp E, Friedman HL, Krupitsky E, Jansen K, Sylvester M, Young MS, et al. Ketamine psychedelic psychotherapy: Focus on its pharmacology, phenomenology, and clinical applications. Int J Transpers Stud. 2014;33(2):84-140.
8. Jansen KLR. The Ketamine Model of the near-death experience: a central role for the N-Methyl-D-aspartate receptor. J Near-Death Stud. 1997;16(1):5-26.
9. Timmermann C, Roseman L, Williams L, Erritzoe D, Martial C, Cassol H, et al. DMT Models the Near-Death Experience. Front Psychol. 2018;9:1424.
10. Soalheiro B. Sobre o conceito de inconsciente: entre filosofia e psicanálise. Tempo Psicanalítico. 2022;54(2):229-49.
11. Viveiros de Castro E. O recado da mata. In: Kopenawa D, Albert B. A queda do céu: palavras de um xamã yanomami. São Paulo: Companhia das Letras; 2015. p. 11-41.
12. Campolina, AG. O inconsciente tânato-vitalista: quase-morte e experiências conectivas na medicina ancestral amazônica. Kalagatos. 2024;21(2):eK24030.
13. Deleuze G. Lógica do sentido. 4.ed. São Paulo: Perspectiva; 2000.
14. Savoldi R, Roazzi A, Sales RCO. Mystical and ego-dissolution experiences in ayahuasca and jurema holistic rituals: an exploratory study. Int J Psychol Relig. Int J Psychol Relig. 2023;33(4):332-60.
15. Celidwen Y, Redvers N, Githaiga C, Calambás J, Añaños K, Chindoy ME, et al. Ethical principles of traditional Indigenous medicine to guide western psychedelic research and practice. Lancet Reg Health Am. 2022;18:100410.

2

O renascimento psicodélico e os desafios do cuidado ao paciente com câncer

Alessandro Gonçalves Campolina
Fábio Scaramboni Cantinelli

RESUMO

O "renascimento psicodélico" é um movimento cultural que tem sido marcado por grandes contribuições das pesquisas científicas com psicodélicos para o campo da psico-oncologia, com destaque para a abordagem do sofrimento emocional relacionado à doença oncológica. Neste capítulo, as intersecções entre psiquiatria e oncologia serão discutidas, bem como os processos fisiopatológicos comuns às condições abordadas por essas duas especialidades médicas. As contribuições do "renascimento psicodélico" para a abordagem das necessidades não atendidas do paciente com câncer serão apresentadas com base em estudos pioneiros na investigação do uso terapêutico de psicodélicos para o tratamento de ansiedade, depressão e angústia existencial na fase final de vida.

INTRODUÇÃO

A área do conhecimento que promove o encontro, a intersecção ou o diálogo entre os universos da oncologia e da saúde mental tem sido chamado de psico-oncologia ou oncopsiquiatria quando enfoca a especialidade médica mais especificamente. Entender essa interface, a integralidade do paciente e as mais diversas manifestações psicoemocionais relacionadas à doença oncológica, bem como as pontes de ligação biológicas, psicológicas e sociais, é o ponto de partida do cuidado do paciente com câncer em sofrimento mental. Inúmeros fatores estressores ou de organicidade promovem essa ligação.

Sob a perspectiva da oncopsiquiatria, todas as doenças psiquiátricas conhecidas podem se manifestar em pacientes com câncer, sendo que algumas podem ter sua primeira manifestação ou agravamento durante a doença oncológica; e outras, já serem preexistentes, reincidindo em um dado momento da evolução dessa doença. As manifestações psiquiátricas podem advir em todas as fases de apresentação do câncer, desde o diagnóstico inicial até a progressão da doença.

EPIDEMIOLOGIA

A experiência do câncer pode ser mentalmente impactante para qualquer indivíduo, desde aqueles que recebem um diagnóstico pela primeira vez, passando pelos que se apresentam em avanço do quadro ou que se encontram em fase final de vida.

Akechi et al. (2022) apontam que as revisões de literatura têm relatado que uma proporção entre 5% e 10% de pacientes adultos com câncer (idade > 18 anos) experimentam episódio depressivo maior, taxa cerca de 2 a 3 vezes maior do que na população geral[1]. Mais ainda, estudos observacionais e revisões relataram taxas de prevalência de sintomas depressivos de até 55% entre pacientes adultos com câncer, ou seja, quatro vezes maior do que na população geral[1]. Claramente, essa proporção varia conforme o tipo de câncer, estágio, gênero ou idade de acometimento.

Do mesmo modo, Martinez-Calderon et al. (2024) citam a alta prevalência de ansiedade e depressão entre pacientes com câncer, enaltecendo a via de mão dupla, onde, além da prevalência elevada daqueles transtornos psiquiátricos em pacientes oncológicos, haveria uma possibilidade de esses pacientes serem mais vulneráveis ao aparecimento de tumores[2]. De qualquer modo, esses autores reforçam, em sua revisão, que a região do Mediterrâneo Oriental apresentou a maior prevalência de ansiedade e depressão para tumores de mama; já o Sudeste Asiático apresentou a maior prevalência de depressão em tumores digestivos[2]. Nessas regiões, muitos países são considerados de baixa ou média renda.

Obviamente, as estatísticas dependem de muitos fatores, como a metodologia de estudo ou mesmo critérios diagnósticos e escalas utilizadas, além de questões inerentes à própria cultura local. Depressão e ansiedade estão associadas a qualidade de vida ruim ou mesmo prognóstico pior da doença, entre outros motivos, pelo pior cuidado, negligência em relação às mais diversas abordagens em diversas fases da evolução ou mesmo abandono do tratamento[3].

BASE DA INTERFACE

A forte associação entre psiquiatria e oncologia, verificada pela epidemiologia, particularmente em relação aos transtornos depressivos, encontra amplo respaldo. Seja na base psicológica e seus fundamentos, como o entendimento do processo de sofrimento como parte de um luto e suas inerentes respostas cognitivas e afetivas; seja na neurobiologia, em que é muito importante a compreensão dos elementos pertinentes à resposta inflamatória ou mesmo os diversos fatores de organicidade, a associação entre processos psíquicos e oncológicos pode ser observada em vários pacientes. A Figura 1, de elaboração própria, traz uma considerável ideia dessa ponte entre oncologia e psiquiatria.

Esses mecanismos biológicos têm sido amplamente estudados, sob a égide do amplo entendimento do que é a fisiopatologia do estresse envolvendo muitos mecanismos[4]. Dentre esses mecanismos, podem-se incluir a

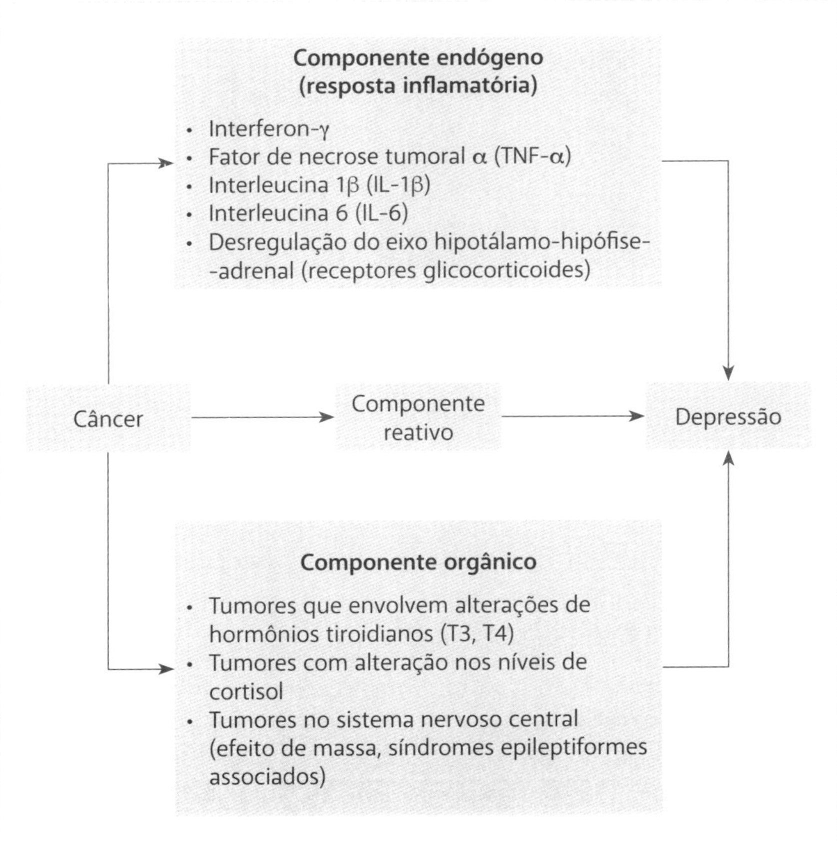

FIGURA 1 Intersecções fisiopatológicas e comportamentais entre câncer e depressão.

participação do sistema nervoso simpático e a sinalização neuroendócrina por meio de hormônios ligados à resposta fisiopatológica, como o cortisol e os neurotransmissores adrenalina e noradrenalina, que suprimem a função imunológica, aumentam a inflamação crônica e promovem a sobrevivência, proliferação e metástase das células tumorais, ao mesmo tempo em que participam amplamente da base neurobiológica que fundamenta os quadros afetivos, em especial a depressão[4]. Além disso, o estresse pode advir de uma alimentação inadequada e da diminuição da atividade física, que impactam indiretamente o próprio risco de câncer[5].

Entre os elementos da resposta inflamatória citada, é notório o interesse particular pelas citocinas. Sob esse nome estão reunidas muitas substâncias que ativam, inibem ou modificam a resposta inflamatória. Dean e Keshavan (2017) destacam que níveis aumentados de marcadores inflamatórios, entre as quais as citocinas, como IL-1b, IL-2, IL-6, TNF-α, PCR e PGE2, são encontrados em pacientes com depressão, considerando-se a demonstração de que a indução experimental de processos inflamatórios em indivíduos causa depressão[6].

Condições inflamatórias crônicas, associadas a estresse psicológico crônico, podem levar ao comportamento de doença prolongado quando não é mais adaptativo. Entre essas condições, certamente estão as doenças neoplásicas[6]. As alterações de eixo hipotálamo-hipófise-adrenal são bem estabelecidas dentro desse processo, incluindo-se a elevação do cortisol sérico, particularmente no estresse crônico[4]. A hiperativação desse eixo leva a uma cascata de efeitos que repercutem em várias instâncias do funcionamento cerebral, incluindo a própria produção ou efetividade dos neurotransmissores. Assim, considera-se, inclusive, que um modelo diátese-estresse fornece uma base neurológica para a ligação entre estressores psicológicos crônicos e depressão[4-6]. Reitera-se que, nesse contexto, diátese significa propensão, que pode ser tanto psicológica como biológica.

Assim, pode-se compreender que a resposta de estresse pode estar na base da resposta de luto de um paciente, podendo-se complementar o entendimento da questão, com as bases cognitivo-comportamentais ou mesmo psicanalíticas envolvidas no processo.

DIAGNÓSTICO

A abordagem diagnóstica psiquiátrica em pacientes oncológicos requer entendimento amplo da questão. A primeira etapa é entender o processo de luto a que o indivíduo está submetido em um processo oncológico: a má notícia da doença, do diagnóstico à progressão, expectativas, medos, possibilidades de perdas e mutilações, interrupções da rotina (pessoais ou laborais causadas tanto pelos sintomas quanto pelo fato de ter de gravitar em função da nova rotina de tratamentos, consultas e exames), enfim uma grande gama de "novidades" na vida de um paciente.

Nesse momento, é necessário compreender a gama sintomática psíquica manifesta, dentro do princípio da proporcionalidade, que passa pela ampla compreensão de quais sintomas estão manifestos, qual a sua intensidade e qual o seu tempo de duração. Tal entendimento é fundamental para traçar limites, caso exista o sofrimento psíquico, entre um transtorno de ajustamento e um quadro depressivo.

De modo geral, essa gama sintomática cumpre, basicamente, três etapas:

1. Sintomas comuns, que podem se confundir com os próprios sintomas da doença oncológica: fadiga, apatia, perda de apetite, prejuízo da concentração, alterações de sono e lentificação psicomotora. Nesse caso, podemos falar em *sickness behavior*, advindos da resposta inflamatória já citada, particularmente pelo aumento das interleucinas.
2. Tristeza comum: em que o indivíduo, a despeito de ter a baixa de humor, conserva o prazer e o desejo de viver, além da capacidade de se conectar às pessoas, além de manter a esperança.
3. Depressão: em que há a manifestação clara dos sintomas clássicos descritos da doença, como rebaixamento de humor, anedonia, desesperança constante, solidão, baixa autoestima e culpa excessiva.

Em oncopsiquiatria, também é importante identificar as condições de organicidade que podem impactar, causar ou agravar os quadros depressivos. Entre o grande número de possibilidades, estão, por exemplo, alterações tireoidianas relacionadas ao câncer ou lesões no sistema nervoso central, primárias ou secundárias, em que há um efeito local que pode ser de massa, inflamatório ou mesmo de atrofia/involução das estruturas.

TRATAMENTOS

De certo modo, os tratamentos disponibilizados aos pacientes com câncer e depressão são os mesmos dos pacientes psiquiátricos "comuns", ou seja, não acometidos por doenças oncológicas. Assim, toda a ampla gama de recursos psicofarmacológicos pode ser disponibilizada aos pacientes: antidepressivos, estabilizadores de humor, antipsicóticos, sedativos, psicoestimulantes e indutores de sono.

Todavia, ao utilizar uma medicação psicotrópica em pacientes oncológicos, é preciso ter preocupações específicas, particularmente com as interações farmacológicas (em especial as farmacocinéticas) dessas drogas com os tratamentos oncológicos. Como exemplo, o tamoxifeno, tratamento hormonal largamente utilizado em câncer de mama, é metabolizado no fígado pelo sistema citocromial 2D6 ao seu metabólito ativo endoxifeno. Alguns antidepressivos, como fluoxetina e paroxetina, têm essa mesma via de metabolização, interferindo drasticamente nesse processo, tornando a conduta anti-hormonal inativa.

A escolha dos psicofármacos passa ainda pelo perfil sintomático do paciente e pela correta classificação do quadro clínico em questão, conforme os preceitos da psiquiatria clássica. Todavia, efeitos colaterais de antidepressivos podem se tornar benéficos em oncologia. Como exemplo, a mirtazapina, que pode levar a ganho de peso, pode ser muito interessante em pacientes oncológicos com perda ponderal, por potencializar um possível ganho de peso ao longo do tratamento.

Alguns antidepressivos têm efeitos diretos em questões oncológicas específicas, como a venlafaxina, droga muito interessante para o tratamento de fogachos e outros sintomas de síndrome vasomotora induzida por tratamento anti-hormonal; ou a bupropiona, que pode ser considerada tratamento para fadiga ou para a dependência de nicotina, uma vez que o tabaco está na gênese de muitos tipos de câncer.

Portanto, muitas dimensões do sofrimento mental associado ao câncer podem ser abordadas com os medicamentos disponíveis, entretanto cabe considerar que os aspectos existenciais demandam processos psicoterapêuticos que devem ser oferecidos de modo concomitante para permitir uma ampla ressignificação da condição global vivenciada pelos indivíduos acometidos por doenças oncológicas.

NECESSIDADES NÃO ATENDIDAS NA FASE FINAL DE VIDA

No contexto do tratamento oncológico, as evidências para o tratamento farmacológico e psicológico da ansiedade e depressão em pacientes com doenças terminais são ambíguas e inconclusivas. Embora sejam relatados efeitos antidepressivos de alguns medicamentos (p. ex., mianserina, fluoxetina e paroxetina), geralmente há baixas taxas de resposta em relação ao placebo. Já os efeitos de tratamentos ansiolíticos em pacientes com câncer avançado são ainda mais escassos[7].

Em termos de abordagens não farmacológicas, as psicoterapias recentemente desenvolvidas para o tratamento do sofrimento existencial em pacientes com câncer terminal destacam a importância do significado e da dignidade. Essas terapias produzem efeitos positivos significativos, mas de curta duração, no bem-estar existencial, esperança e autocuidado, sem efeitos sobre a depressão e a ansiedade. Portanto, a abordagem do sofrimento existencial, da depressão e da ansiedade em pacientes com doenças incuráveis continua a ser uma necessidade não atendida que demanda novas alternativas de intervenção[8].

Nesse sentido, a ideia de usar substâncias psicodélicas para aliviar o sofrimento existencial no fim da vida tem raízes históricas e foi divulgada a partir da obra e biografia do escritor britânico Aldous Huxley. A história bastante conhecida da fase final de vida de Huxley conta que, em seu leito de morte no ano de 1963, o escritor pediu que sua esposa lhe injetasse duas doses de dietilamida do ácido lisérgico (LSD), antes do seu desfecho inexorável. Seu falecimento ocorreu, então, de modo tranquilo, enquanto a própria esposa o conduzia em sua viagem em "direção à luz".

Em torno desse apelo romântico da "boa morte", muitos estudos científicos com o uso de psicodélicos aconteceram nas décadas de 1950 e 1960, investigando possibilidades de benefícios dessas substâncias em amplo número de condições relacionadas.

BREVE HISTÓRIA DOS CUIDADOS ONCOLÓGICOS NO RENASCIMENTO PSICODÉLICO

A primeira onda de pesquisas clínicas com psicodélicos clássicos foi conduzida do final dos anos 1950 até meados dos anos 1970 na Europa e nos Estados Unidos com mais de 40 mil participantes, principalmente com LSD e, em menor grau, com psilocibina, resultando em mais de mil artigos científicos[9].

Nesta era moderna da pesquisa com psicodélicos, não houve relatos de eventos adversos médicos ou psiquiátricos sérios associados à medicação na população acometida pela doença oncológica, sugerindo que o uso terapêutico de psicodélicos em doenças graves é seguro quando administrado com estratégias adequadas de mitigação de risco. Nesse sentido, a exclusão de doenças psicóticas e a utilização de preparação psicoterapêutica robusta, suporte durante e após a sessão têm sido recomendações frequentes[9].

O Quadro 1 ilustra alguns dos principais estudos realizados na primeira onda (do fim dos anos 1950 à metade dos anos 1970) e segunda onda (a partir de 2011) de pesquisas com psicodélicos para o tratamento de sintomas

QUADRO 1 Panorama de alguns estudos clínicos que avaliaram o uso de psicodélicos em pacientes com câncer

Estudo	População	Intervenção	Resultados	Observação
Kast e Collins, 1964	Pacientes com câncer terminal e dor intensa	Dose única de LSD 100 mcg *versus* uma dose única de dois opioides orais em 50 pacientes gravemente doentes	Esse estudo sugeriu que o grupo que recebeu LSD teve um melhor controle da dor em curto prazo em comparação aos grupos que receberam opioides, além de relatar uma diminuição do medo da morte	Primeiro estudo científico sobre o uso de psicodélicos para tratar o sofrimento de fim de vida
Kast, 1966, 1967	Pacientes com câncer terminal e síndromes de dor refratária	Em dois estudos abertos subsequentes, foram incluídos 208 que receberam uma dose única de LSD 100 mcg em ambiente hospitalar	Diminuição da dor, tanto de forma aguda quanto por várias semanas após a sessão, além de redução da depressão e do medo da morte	Estudos com limitações metodológicas importantes, como a ausência de grupo controle, ausência de cegamento, falta de medidas padronizadas de desfecho, metodologia incerta para avaliação da dor e falta de preparação psicoterapêutica adequada

(continua)

QUADRO 1 Panorama de alguns estudos clínicos que avaliaram o uso de psicodélicos em pacientes com câncer (*continuação*)

Estudo	População	Intervenção	Resultados	Observação
Pahnke et al., 1969	Pacientes com sofrimento psiquiátrico e existencial, além de dor associada ao câncer em estágio avançado	LSD, administrado em ambiente ambulatorial em conjunto com psicoterapia por equipe de terapeutas treinados para o manejo de experiências psicodélicas, seguindo protocolos com psicoterapia de preparação e integração	Reduções significativas na ansiedade, depressão, medo da morte e dor	Estudos realizados desde os meados dos anos 1960 a meados dos anos 1970 no *Spring Grove State Hospital*, em Baltimore; com consideráveis limitações, como a falta de grupo placebo e cegamento
Grof et al., 1973	Pacientes com sofrimento psiquiátrico e existencial, além de dor associada ao câncer em estágio avançado	LSD, administrado em ambiente ambulatorial em conjunto com psicoterapia por equipe de terapeutas treinados para o manejo de experiências psicodélicas, seguindo protocolos com psicoterapia de preparação e integração	Reduções significativas na ansiedade, depressão, medo da morte e dor	Estudos realizados desde os meados dos anos 1960 a meados dos anos 1970 no *Spring Grove State Hospital*, em Baltimore; com consideráveis limitações, como a falta de grupo placebo e cegamento

(continua)

QUADRO 1 Panorama de alguns estudos clínicos que avaliaram o uso de psicodélicos em pacientes com câncer (*continuação*)

Estudo	População	Intervenção	Resultados	Observação
Grof e Halifax, 1977	Pacientes com sofrimento psiquiátrico e existencial, além de dor associada ao câncer em estágio avançado	LSD, administrado em ambiente ambulatorial em conjunto com psicoterapia por equipe de terapeutas treinados para o manejo de experiências psicodélicas, seguindo protocolos com psicoterapia de preparação e integração	Reduções significativas na ansiedade, depressão, medo da morte e dor	Estudos realizados desde os meados dos anos 1960 a meados dos anos 1970 no *Spring Grove State Hospital*, em Baltimore; com consideráveis limitações, como a falta de grupo placebo e cegamento
Richards, 1978	Pacientes com sofrimento psiquiátrico e existencial, além de dor associada ao câncer em estágio avançado	LSD, administrado em ambiente ambulatorial em conjunto com psicoterapia por equipe de terapeutas treinados para o manejo de experiências psicodélicas, seguindo protocolos com psicoterapia de preparação e integração	Reduções significativas na ansiedade, depressão, medo da morte e dor	Estudos realizados desde os meados dos anos 1960 a meados dos anos 1970 no *Spring Grove State Hospital*, em Baltimore; com consideráveis limitações, como a falta de grupo placebo e cegamento

(*continua*)

QUADRO 1 Panorama de alguns estudos clínicos que avaliaram o uso de psicodélicos em pacientes com câncer (*continuação*)

Estudo	População	Intervenção	Resultados	Observação
Gasser et al., 2014	Pacientes com sintomas de humor associados a doenças graves, incluindo câncer avançado	Psicoterapia assistida por LSD em estudo piloto (n = 12)	Estudo mostrou segurança na administração e sugeriu efeitos ansiolíticos agudos e sustentados (12 meses) do tratamento com LSD	Estudo piloto com casuística limitada
Grob et al., 2011	Pacientes com sofrimento psiquiátrico e existencial relacionado ao câncer avançado	Psicoterapia assistida por psilocibina em dose única	Melhorias rápidas e robustas (p. ex., grandes tamanhos de efeito, altas taxas de resposta e remissão de sintomas) e sustentadas (p. ex., vários meses a vários anos) na ansiedade, depressão e ideação suicida relacionada ao câncer, além de melhorias no sofrimento existencial, bem-estar espiritual e qualidade de vida	A psilocibina ocasionou experiências do tipo místico, consideradas altamente significativas e espirituais, que parcialmente mediaram os efeitos ansiolíticos e antidepressivos avaliados longitudinalmente após a administração do medicamento, sugerindo um possível mecanismo psicológico de ação

(*continua*)

QUADRO 1 Panorama de alguns estudos clínicos que avaliaram o uso de psicodélicos em pacientes com câncer (*continuação*)

Estudo	População	Intervenção	Resultados	Observação
Griffiths et al., 2016	Pacientes com sofrimento psiquiátrico e existencial relacionado ao câncer avançado	Psicoterapia assistida por psilocibina em dose única	Melhorias rápidas e robustas (p. ex., grandes tamanhos de efeito, altas taxas de resposta e remissão de sintomas) e sustentadas (p. ex., vários meses a vários anos) na ansiedade, depressão e ideação suicida relacionada ao câncer, além de melhorias no sofrimento existencial, bem-estar espiritual e qualidade de vida	A psilocibina ocasionou experiências do tipo místico, consideradas altamente significativas e espirituais, que parcialmente mediaram os efeitos ansiolíticos e antidepressivos avaliados longitudinalmente após a administração do medicamento, sugerindo um possível mecanismo psicológico de ação
Ross et al., 2016	Pacientes com sofrimento psiquiátrico e existencial relacionado ao câncer avançado	Psicoterapia assistida por psilocibina em dose única	Melhorias rápidas e robustas (p. ex., grandes tamanhos de efeito, altas taxas de resposta e remissão de sintomas) e sustentadas (p. ex., vários meses a vários anos) na ansiedade, depressão e ideação suicida relacionada ao câncer, além de melhorias no sofrimento existencial, bem-estar espiritual e qualidade de vida	A psilocibina ocasionou experiências do tipo místico, consideradas altamente significativas e espirituais, que parcialmente mediaram os efeitos ansiolíticos e antidepressivos avaliados longitudinalmente após a administração do medicamento, sugerindo um possível mecanismo psicológico de ação

(continua)

QUADRO 1 Panorama de alguns estudos clínicos que avaliaram o uso de psicodélicos em pacientes com câncer (*continuação*)

Estudo	População	Intervenção	Resultados	Observação
Agin-Liebes et al., 2020	Pacientes com sofrimento psiquiátrico e existencial relacionado ao câncer avançado	Psicoterapia assistida por psilocibina em dose única	Melhorias rápidas e robustas (p. ex., grandes tamanhos de efeito, altas taxas de resposta e remissão de sintomas) e sustentadas (p. ex., vários meses a vários anos) na ansiedade, depressão e ideação suicida relacionada ao câncer, além de melhorias no sofrimento existencial, bem-estar espiritual e qualidade de vida	A psilocibina ocasionou experiências do tipo místico, consideradas altamente significativas e espirituais, que parcialmente mediaram os efeitos ansiolíticos e antidepressivos avaliados longitudinalmente (após a administração do medicamento, sugerindo um possível mecanismo psicológico de ação

Fonte: elaborado com base em Ross et al., 2022[9].

de ansiedade, depressão e angústia existencial em pacientes com câncer e/ou em cuidados paliativos[9].

CONSIDERAÇÕES FINAIS

Em uma revisão abrangente de ensaios randomizados e controlados por placebo, os resultados mostraram que os psicodélicos podem ser alternativas promissoras para o tratamento de ansiedade e depressão em pacientes com câncer em estágio avançado. Em entrevistas semiestruturadas, pacientes relataram que os efeitos psicodélicos da terapia causaram uma catarse intensa, mas necessária[10]. Segundo os relatos, esses efeitos removeram as barreiras emocionais que eles tinham erguido ao receber o diagnóstico de uma doença com risco de vida, permitindo que vissem suas vidas e sua doença de maneira mais objetiva.

Embora nem todos os ensaios incluídos na revisão tenham encontrado benefícios significativos em comparação com o placebo para a maioria das suas medidas de desfecho, a direção do efeito foi sempre sugestiva de que o psicodélico reduzia as pontuações de ansiedade e depressão. Reduzir essas pontuações em várias escalas de ansiedade e depressão fortalece, portanto, a associação entre o uso de psicodélicos e o benefício.

Para todos esses estudos, é importante destacar que um dos problemas com os ensaios controlados por placebo é que a experiência psicodélica é tão proeminente que é difícil criar uma situação de controle que possa imitar a experiência para efetivamente cegar os pacientes, cuidadores e investigadores. Isso pode introduzir viés em múltiplos níveis que podem se acumular e enfraquecer a força dos resultados. Da mesma forma, como muitos dos ensaios incluíram pacientes com histórico de uso de psicodélicos, o impacto de seu uso prévio nos benefícios percebidos não é totalmente conhecido. É possível que o uso prévio de psicodélicos distorça os resultados, porque pessoas com experiências desafiadoras em usos anteriores de psicodélicos podem ser menos propensas a participar dos estudos. Outro problema é que ensaios com tamanhos de amostra pequenos podem superestimar os benefícios relatados na literatura. Isso porque estudos pequenos que não encontram resultados significativos podem ser menos propensos a serem publicados do que estudos menores que encontram uma magnitude maior de benefício, mesmo que a diferença entre os dois estudos se deva ao acaso.

Apesar disso, tanto os estudos abertos quanto os randomizados mostraram direções positivas de efeitos, quando aqueles que inicialmente receberam placebo passaram para a terapia psicodélica em curto e médio prazo. A despeito das limitações metodológicas comentadas, é encorajador observar evidências que apoiam os resultados de maior qualidade metodológica obtidos até então.

Por fim, é nesse contexto que as substâncias psicodélicas têm ganhado espaço cada vez maior em oncologia em função dos inúmeros benefícios em crescente comprovação, mas também pela possibilidade de aliar um processo psicoterapêutico em que se aborda a questão existencial de indivíduos com sofrimentos intensos e muitas vezes não aliviados pelas opções terapêuticas existentes.

REFERÊNCIAS BIBLIOGRÁFICAS

1. Akechi T, Mishiro, Fujimoto S. Risk of major depressive disorder in adolescent and young adult cancer patients in Japan. Psychooncology. 2022;31(6):929-37.
2. Martinez-Calderon J, García-Muñoz C, Heredia-Rizo AM, Cano-García FJ. The prevalence of anxiety and depression in cancer around the world: An overview of systematic reviews evaluating 128 meta-analyses. J Affect Disord. 2024;351:701-19.
3. Pitman A, Suleman S, Hyde N, Hodgkiss A. Depression and anxiety in patients with cancer. BMJ. 2018;361:k1415.
4. Cantinelli FS, Fraguas Jr R. Depressão e oncologia. In: Cordás TA, Soares SMSR, Fraguas Jr R, editores. Prática psiquiátrica em oncologia. Porto Alegre: Artmed; 2020.
5. Cooper K, Campbell F, Harnan S, Sutton A. Association between stress, depression or anxiety and cancer: Rapid review of reviews. Comprehensive Psychoneuroendocrinology. 2023;21(16):100215.
6. Dean J, Keshavan M. The neurobiology of depression: An integrated view. Asian J Psychiatr. 2017:27:101-11.
7. Riblet N, Larson R, Watts BV, Holtzheimer P. Reevaluating the role of antidepressants in cancer-related depression: a systematic review and meta-analysis. Gen Hosp Psychiatry. 2014;36(5):466-73.
8. Rosenbaum D, Boyle AB, Rosenblum AM, Ziai S, Chasen MR, Phil M. Psychedelics for psychological and existential distress in palliative and cancer care. Curr Oncol. 2019;26(4):225-6.
9. Ross S, Agrawal M, Griffiths RR, Grob C, Berger A, Henningfield JE. Psychedelic-assisted psychotherapy to treat psychiatric and existential distress in life-threatening medical illnesses and palliative care. Neuropharmacology. 2022;216:109174.
10. White CM, Weisman N, Dalo J. Psychedelics for patients with cancer: a comprehensive literature review. Ann Pharmacother. 2023;57(9):1062-75.

3

Psicoterapia assistida com psicodélicos: processos e fases dos modelos terapêuticos existentes

Rodrigo Fonseca Martins Leite

RESUMO

A psicoterapia assistida com cetamina (PAC) é um campo de inovação em saúde mental, dor crônica e cuidados paliativos que permite a incorporação de modelos e estratégias, empregando diferentes técnicas psicoterápicas baseadas em evidências. O Modelo de Montreal é uma proposta de PAC para depressão resistente que mescla componentes biomédicos, terapia psicodélica, ativação comportamental, terapia de aceitação e compromisso e psicoterapia longitudinal. Até o momento, o modelo biomédico de tratamento com cetamina exclui a utilidade terapêutica dos efeitos psicodélicos, conceituando-os como efeitos adversos "dissociativos" ou "psicotomiméticos".

PSICOTERAPIAS: ENTRE A RELIGIÃO E A CIÊNCIA

O princípio essencial das psicoterapias se origina na Pré-História e se mantém preservado nas culturas dos povos originários. Os processos xamânicos de cura pressupõem a atuação de um curador autorizado pela cultura do grupo social que realiza intervenções verbais e não verbais ritualizadas sob a perspectiva mágico-religiosa.

Na cultura indígena, o mito deriva da cosmologia da tribo, transmitida pela cultura ancestral. Já nas culturas ocidentais industrializadas, a ciência fornece o pano de fundo para a transformação de significados e interpretações desadaptativas do indivíduo em relação a si e aos eventos vitais. Juntamente a um conjunto de práticas rituais, a atmosfera gerada pelo mito permite que surjam expectativas de ajuda, respostas emocionais intensas e potencialize a autoeficácia e autonomia das pessoas.

A psicoterapia ocidental surge no cenário do racionalismo pós-iluminista dos séculos XVIII e XIX e lança mão do método científico em oposição à religião. Entretanto, alguns autores apontam para a importância do mito ou esquema conceitual subjacente ao encontro com o terapeuta[1].

A psicanálise nasce no final do século XIX/início do século XX, pautada pela investigação dos estados não ordinários da consciência (ENOC) como sonhos, psicose e estados hipnóticos[2]. Por conseguinte, o efeito dos psicodélicos pode permitir aos psicanalistas e psicoterapeutas um acesso diferenciado aos conteúdos mentais. Além disso, estes podem atuar como catalisadores de mudança no contexto das psicoterapias[3].

MODELOS PSICOLÍTICO E PSICODÉLICO

A descoberta dos efeitos da dietilamida do ácido lisérgico (LSD) pelo químico Albert Hoffman, em 1943, trouxe grande impulso para o uso clínico em psiquiatria. Desde o fim da década de 1940 e ao longo das décadas de 1950 e 1960, o uso do LSD e outros psicodélicos como a psilocibina associado a técnicas psicanalíticas foi considerado uma perspectiva promissora, especialmente para casos considerados intratáveis pela psiquiatria da época. A partir de 1960, a terapia com LSD se disseminou na Europa, consolidando o termo "terapia psicolítica" ou "psicólise".

Enquanto isso, Estados Unidos e Canadá desenvolviam técnicas com doses mais altas de psicodélicos num *setting* adequado com o intuito de gerar experiências de grande intensidade e transcendência, com influência do pensamento religioso-espiritual. Importante ressaltar as diferenças e certa "disputa" entre os métodos psicolítico e psicodélico (Tabela 1).

Em relação ao mecanismo psicológico de ação, Leuner criou a hipótese do "sistema de controle dinâmico transfenômeno". Os fenômenos mentais gerados pelos psicodélicos ativam constelações envolvendo memória, personalidade, pensamento e comportamento[4].

Outro modelo explicativo é o dos sistemas de experiência condensada (COEX Systems), postulado pelo psiquiatra Tcheco Stanislav Grof. O COEX seria uma constelação específica de memórias ou fantasias com temas específicos e emoções intensas, relacionadas a períodos da vida do indivíduo. Esses sistemas podem ser mais profundos, ligados à primeira infância ou mais superficiais, relativos à vivência cotidiana recente.

Apesar da riqueza das possibilidades de intervenção e investigação, as pesquisas do "Renascimento psicodélico" do século XXI têm se dedicado exclusivamente ao modelo psicodélico ou biomédico em detrimento do tratamento psicolítico. Combinações das abordagens devem ser investigadas em maior profundidade[5].

TABELA 1 Comparação entre terapia psicolítica e terapia psicodélica

Especificidades	Terapia psicolítica (Europa)	Terapia psicodélica (Estados Unidos/Canadá)
Dose utilizada	Doses baixas (LSD 30 a 150 mcg, psilocibina 3 a 15 mg)	Doses altas (LSD 250 a 800 mcg, psilocibina 25 a 40 mg)
Efeitos almejados	Acesso ao processo primário Imagética oniroide e simbólica Regressão Transferência *Insights* Mobilização afetiva	Experiência-pico cósmico/mística Vivência de êxtase Autotranscendência Deslumbramento Conexão consigo, com outros, o mundo etc.
Fundamentação teórica	Psicanálise Psicologia analítica Psicodinâmica	Conceitos religiosos, filosofia oriental Psicologia transpessoal
Número de sessões	5 a 25	1 a 2
Processamento terapêutico	Facilitação da psicoterapia: aceitação, autonomia e adaptação à realidade Incentivo a integrar experiências na vida cotidiana	Narração e centralidade da experiência-pico Processamento psicoterápico não relevante Adaptação à realidade secundária às vivências
Metas de tratamento	Cura por meio de reestruturação e amadurecimento da personalidade Ruptura com vínculos infantis Mudança do padrão de vinculação interpessoal	Cura pelo despertar espiritual: vivência do numinoso, sagrado, etc. Autotransformação e mudança de perspectiva de si e do mundo

(continua)

TABELA 1 Comparação entre terapia psicolítica e terapia psicodélica *(continuação)*

Especificidades	Terapia psicolítica (Europa)	Terapia psicodélica (Estados Unidos/Canadá)
Indicações clínicas	Históricas: neuroses, quadros psicossomáticos, transtornos de personalidade, transtornos sexuais	Históricas: alcoolismo, terminalidade, dependência de drogas Atualmente: sofrimento existencial relacionado ao câncer, depressão, tabagismo, transtorno obsessivo-compulsivo, transtorno de estresse pós-traumático, transtornos alimentares

PSICOTERAPIAS ASSISTIDAS COM PSICODÉLICOS

Os paradigmas (ou "mitos") subjacentes ao uso terapêutico dos psicodélicos influenciam a expectativa dos pacientes, profissionais de saúde e opinião pública e estão presentes em duas vertentes majoritárias:

1. Evidências neurobiológicas (p. ex., efeito agonista em receptores 5HT2A da psilocibina e alterações da conectividade cerebral relacionadas à mudança de comportamento e humor no curto e no médio prazos). Entretanto, não é possível afirmar que o aumento da conectividade seja responsável pela melhora sintomatológica[6]. Do ponto de vista psicológico, com o aumento da surpresa e incerteza (entropia cerebral), o indivíduo poderia questionar seus modos de agir e pensar e estar mais receptivo a novas informações emocionais, discordantes dos esquemas preditivos priorísticos. Essa "ruptura de conexões neurais usuais da autoexperiência" e o relaxamento de crenças sob influência da substância, relacionada ao aumento da neuroplasticidade, favoreceriam a manutenção dos efeitos terapêuticos mesmo após o retorno do cérebro ao modo habitual de funcionamento.
2. Interpretação espiritual ou mística. Esse modelo explanatório foi compreendido pelos pesquisadores da área como não científico e nocivo à credibilidade[7]. Dessa forma, o termo "experiência-pico" foi sugerido em substituição. Essa interpretação dialoga com a tradição do modelo psi-

codélico norte-americano. Apesar das resistências da comunidade científica, evidências trazem que experiências do tipo místico ou de "dissolução/morte do ego" se relacionam a melhores desfechos clínicos[8].

O termo "terapia psicodélica assistida" (psicoterapia assistida com psicodélicos – PAP) é utilizado de forma geral para descrever um tratamento que envolve a administração de uma substância psicodélica combinada com intervenções psicológicas *lato sensu*, visando aumentar a segurança e a eficácia do tratamento. A estrutura geral das PAP envolve os três componentes descritos a seguir.

1. Preparação para fornecer psicoeducação sobre o efeito dos psicodélicos, elucidar pontos da história de vida e anamnese, alinhar expectativas e discutir receios e preocupações relacionados ao tratamento.

No caso da cetamina, algumas recomendações podem potencializar a experiência subjetiva, como:

- Construção da confiança no terapeuta e no processo de cetamina. Isso é favorecido pelo conhecimento da vida do paciente e suas lutas cotidianas e a criação de uma zona de segurança.
- Atenção ao ritual e à criação de um ambiente sagrado não religioso.
- Percepção de quando o paciente está pronto para a experiência.
- Estímulo à narração como elemento propiciador de autoconsciência, reconstrução e "cura interior".
- A consolidação da experiência vem com a construção de significado.
- Acompanhamento e integração como componentes essenciais da PAC.
- Colaboração entre terapeuta e paciente sobre a possibilidade de sessões adicionais.
- Inclusão de terapeutas e psiquiatras externos, se estiverem envolvidos no tratamento do paciente.
- Inclusão de familiares e membros do relacionamento conforme os desejos do paciente[9].

2. Administração da substância (*dosing*), com dois terapeutas ou acompanhantes (*sitters*). Os participantes são orientados a utilizarem máscaras oculares e adotarem uma postura de abertura e curiosidade em relação aos efeitos da substância com foco direcionado para "dentro de si". Esses

efeitos podem incluir experiências emocionais e corporais intensas. O papel dos terapeutas ou acompanhantes nesse momento é oferecer reasseguramento, segurança e proteção.
3. Sessões de integração realizadas individualmente ou em grupo com os terapeutas de modo a discutir e estabelecer relações entre os problemas vivenciados e a experiência psicodélica.

Num estudo inglês de PAC voltado a dependentes de álcool, o tratamento gerou experiências diversas. Os participantes relataram desde vivências significativas, rapidamente mutáveis, de caráter espiritual ou místico, transformação em relação à própria vida até efeitos positivos gerais (calma, melhora do humor), contraditórios e negativos (náusea, ideação paranoide, ansiedade), de caráter transitório:

> *"Eu vi... esta visão muito intensa da sinapse viajando através do caminho neural, então me vi digitando no meu telefone, ele recebendo a mensagem dele falando com outra pessoa, e como esta cadeia de comunicação, essencialmente que ficou maior e maior e maior e maior e maior, até o ponto em que ele foi arremessado e você está vendo a terra pendurada lá no espaço junto com digamos 20, 25, 30 outros planetas habitados todos lá no cosmos."*

> *"Era um sentido de completude, um senso de, eu suponho que de uma certa forma, uma finalização, uma fonte de acabamento. Mas, também, um senso de enorme crescimento e um sentimento de unidade com outras entidades, outros seres vivos em particular, mas também o mundo e o universo como um todo"*[10].

PSICOTERAPIA ASSISTIDA COM CETAMINA – PROTOCOLO DE MONTREAL

Os principais componentes desse modelo biopsicossocial voltado à depressão resistente a tratamento incluem tratamento psiquiátrico convencional, terapia psicodélica (preparação, administração da substância e integração), psicoterapia semanal e infusões de seis doses subanestésicas de cetamina intravenosa (EV) administradas ao longo de 4 semanas, em contextos de tratamento semelhantes aos psicodélicos clássicos[11]. Os objetivos principais são:

1. Aproveitar o rápido efeito antidepressivo da cetamina para otimizar a mudança do estilo de vida e os tratamentos vigentes.
2. Administrar cetamina juntamente com componentes não farmacológicos como a música e o suporte psicoterápico.
3. Aumentar a adesão dos pacientes às psicoterapias com base em evidências, facilitada pelos efeitos pró-cognitivos, antissuicídio e experiências psicodélicas nas sessões com substância.

A escassez de ensaios clínicos de PAC que validem modelos faz que o Modelo de Montreal se baseie especialmente na PAP com psilocibina como modelo (Tabela 2).

O Protocolo de Montreal busca atingir janelas de oportunidade para melhoria da higiene do sono, dieta saudável, adesão a atividades sociais e aumento da atividade física diária. Para outros pacientes, princípios da terapia de aceitação e compromisso podem ser utilizados[11].

Do ponto de vista farmacológico, esse momento deve ser aproveitado para redução ou retirada de benzodiazepínicos e outros sedativos, entre outros ajustes necessários. Além das estratégias comportamentais e farmacológicas, o paciente deve ser inserido em psicoterapia semanal baseada em evidências com modelos de flexibilidade[11].

Em oposição ao modelo biomédico da cetamina que descarta as experiências subjetivas como efeitos colaterais indesejáveis, os pacientes são instruídos a "se deixar levar", não julgar e a se tornarem curiosos quanto aos efeitos. Dessa forma, busca-se um aprendizado com base na exposição às experiências psicodélicas, permitindo que o paciente se torne menos evitativo em seu cotidiano. Consequentemente, há maior possibilidade de desenvolver habilidades sociais e emocionais[11].

CONSIDERAÇÕES FINAIS

A psicoterapia assistida com cetamina (PAC) acolhe a incorporação de ferramentas derivadas de diferentes linhas teóricas baseadas em evidências, destacando as psicodinâmicas, terapias cognitivo-comportamentais de terceira geração e as terapias mente-corpo. Estas podem ser empregadas em diferentes perspectivas: processual, breve, individual e grupal com abertura para abordagens híbridas.

Dados da literatura apontam para um papel promissor da PAC enquanto catalisadora de transformações psicológicas duradouras, facilitando a rees-

TABELA 2 Comparação entre modelos de tratamento com cetamina: biomédico, psicodélico e Montreal

Modelo de tratamento	Mecanismo de ação da cetamina	Compreensão dos efeitos subjetivos	Componentes do protocolo	Descrição do tratamento
Biomédico	Efeitos neurobiológicos para correção de déficits neuroquímicos e estruturais da depressão	"Efeitos dissociativos", indesejáveis e sem relevância terapêutica; *set* e *setting* de pouca importância	Avaliação médica e psiquiátrica; tratamento agudo e de manutenção	Doses subanestésicas (0,5 a 1,0 mg/kg); efeitos psicoativos minimizados/suprimidos; benefícios mantidos com tratamento biológico ajustado
Psicodélico	Experiências transformativas gerando crescimento e recuperação, em sinergia com a neuroplasticidade	"Efeitos psicodélicos", essenciais para os benefícios; *set* e *setting* de importância crucial	Avaliação, preparação, dosagem e integração	Administração com acompanhante/terapeuta/*sitter* Doses variam até 4 mg/kg Componente não farmacológico modulatório (p. ex., música, olhos vendados); benefícios são sustentados pela integração da experiência
Montreal	Benefícios neurobiológicos e psicológicos que potencializam o tratamento psiquiátrico e a psicoterapia	"Oportunidades para aprendizado vivencial"; *set* e *setting* bastante relevantes	Avaliação médica e psiquiátrica; psicoterapia concomitante; preparação, dosagem e integração	Administração com clínicos Doses subanestésicas (0,5 a 1,0 mg/kg) Efeitos psicoativos potencializados com componentes não farmacológicos; benefícios mantidos com tratamento psiquiátrico associado à psicoterapia

truturação cognitiva, incrementando a sustentabilidade da resposta aos sintomas psiquiátricos e dolorosos e permitindo mudanças no estilo de vida.

No entanto, a pesquisa científica ainda busca modelos mais eficazes para as diferentes condições clínicas em que a PAC se propõe a atuar. A formação adequada do psicoterapeuta psicodélico – que se diferencia do psicoterapeuta convencional – é fundamental para a atuação ética, científica, multidisciplinar e responsável nesse novo campo clínico.

REFERÊNCIAS BIBLIOGRÁFICAS

1. Benish SG, Quintana S, Wampold BE. Culturally adapted psychotherapy and the legitimacy of myth: a direct-comparison meta-analysis. J Couns Psychol. 2011;58(3):279-89.
2. Carhart-Harris RL, Friston KJ. The default-mode, ego-functions and free-energy: a neurobiological account of Freudian ideas. Brain. 2010;133(4):1265-83.
3. Barrett K. Psychedelic psychodynamics: relational knowing and the unthought known, psychoanalytic dialogues. Psychoanal Dialogues. 2022;32(5):484-96.
4. Passie T, Guss J, Krähenmann R. Lower-dose psycholytic therapy – A neglected approach. Front Psychiatry. 2022;13:1020505.
5. Nutt D, Carhart-Harris R. The current status of psychedelics in psychiatry. JAMA Psychiatry. 2021;78(2):121-2.
6. Carhart-Harris RL, Leech R, Williams TM, Erritzoe D, Abbasi N, Bargiotas T, et al. Implications for psychedelic-assisted psychotherapy: functional magnetic resonance imaging study with psilocybin. Br J Psychiatry. 2012;200(3):238-44.
7. Roseman L, Preller KH, Fotiou E, Winkelman MJ. Editorial: Psychedelic sociality: Pharmacological and extrapharmacological perspectives. Front Pharmacology. 2022;13:979764.
8. Johnson MW, Hendricks OS, Barrett FS, Griffiths RR. Classic psychedelics: an integrative review of epidemiology, therapeutics, mystical experience, and brain network function. Pharmacol Ther. 2019;197:83-102.
9. Wolfson P, Vaid G. Ketamine-assisted psychotherapy, psychedelic methodologies, and the impregnable value of the subjective — a new and evolving approach. Front Psychiatry. 2024;15:1209419.
10. Mollaahmetoglu OM, Keeler J, Ashbullby KJ, Ketzitzidou-Argyri E, Grabski M, Morgan CJA. "This is something that changed my life": a qualitative study of patients' experiences in a clinical trial of ketamine treatment for alcohol use disorders. Front Psychiatry. 2021;12:695335.
11. Garel N, Drury J, Thibault Lévesque J, Goyette N, Lehmann A, Looper K, et al. The Montreal model: an integrative biomedical-psychedelic approach to ketamine for severe treatment-resistant depression. Front Psychiatry. 2023;14:1268832.

4

Cetamina, *set* e *setting*: escutando imagens

Lucas Vaz de Lima Mattos
Bráulio Eloi de Almeida Porto

RESUMO

A psicoterapia assistida com psicodélicos (PAP) representa uma abordagem inovadora na saúde mental, utilizando substâncias que provocam estados não ordinários de consciência (ENOC) para auxiliar na terapia. Fatores contextuais como *set* (estado mental do paciente) e *setting* (ambiente físico e social) são cruciais para os resultados terapêuticos, influenciando a experiência do paciente. A pesquisa científica sobre psicodélicos, iniciada no século XX e interrompida pelo proibicionismo, foi retomada recentemente, explorando substâncias como a cetamina, que, em ambientes controlados, tem demonstrado potencial terapêutico. A configuração adequada de *set* e *setting* visa minimizar riscos e maximizar benefícios, proporcionando uma experiência profunda e introspectiva para o paciente. O uso de técnicas de apoio, como música e práticas de regulação emocional, também facilita o processamento das emoções e experiências vividas.

INTRODUÇÃO

Nos últimos anos, a PAP tem se consolidado como uma abordagem inovadora no campo da saúde mental, atribuindo papel fundamental à experiência subjetiva do paciente por meio do contato com ENOC provocados por uma substância psicoativa.

Nesse sentido, não somente o efeito farmacológico da substância, mas sobretudo o contexto de sua administração, desempenham um papel crucial na moldura dessa experiência terapêutica. Para enfatizar essa relevância, os conceitos de *set* (o estado mental do indivíduo) e *setting* (o ambiente físico e social) ganharam evidência, constituindo-se como fatores que influenciarão suas formas de manifestação.

FATORES NÃO FARMACOLÓGICOS DA TERAPIA PSICODÉLICA: PANORAMA SÓCIO-HISTÓRICO

A temática dos psicodélicos, enraizada em práticas ancestrais de mais de 5 mil anos, obteve maior atenção científica apenas na metade do século XX. Entre 1950 e 1965, estima-se que de 40 a 50 mil pacientes foram atendidos nesse enquadre, resultando em mais de mil publicações. Contudo, esses estudos foram interrompidos devido a políticas de proibicionismo ao uso de substâncias psicoativas. Apesar desse revés, seus resultados serviram de base para a reestruturação das pesquisas nas últimas décadas.

O primeiro impulso acadêmico no campo foi a síntese do LSD por Albert Hoffman e a promoção de suas pesquisas pela farmacêutica Sandoz, sob o nome comercial *Delysid*, em 1947. Essa fase foi marcada pela percepção ambivalente dos psicodélicos: por um lado, sua apreciação como agentes psicotomiméticos que simulavam estados psicóticos, em estudos de transtornos como a esquizofrenia; por outro, como ferramentas psicoterapêuticas para o desbloqueio de conteúdos inconscientes e a promoção de *insights* psicológicos significativos[1].

A presença de resultados divergentes nos pacientes – variando de perturbações psíquicas sutis e recreativas a experiências emocionais profundas – levantou questões sobre os fatores que influenciavam tais efeitos, além da substância em si. Essa investigação revelou que circunstâncias como o ambiente de aplicação, as expectativas sobre os efeitos e a abordagem dos pesquisadores desempenhavam um papel fundamental.

A importância dos fatores contextuais e não farmacológicos para articular a experiência psicodélica ganhou notoriedade na síntese de Timothy Leary[2], psicólogo responsável, na época, pelas pesquisas com psilocibina da Universidade de Harvard, por meio dos conceitos de *set* e *setting* assim resumidos:

- ***Set***: o contexto ou ambiente "interno" ao sujeito, referente à sua condição psicológica, desde sua personalidade e temperamento basais, como também seus antecedentes psiquiátricos, somados ao estado de humor e ansiedade durante a experiência, além de suas expectativas e intenções em relação a ela.
- ***Setting***: o contexto "externo" ao sujeito, abrangendo o ambiente físico, social e cultural no qual a experiência com os ENOC ocorre, levando em conta tanto os estímulos concretos como os relacionamentos interpessoais.

A difusão dos psicodélicos veio dissolver as fronteiras entre a academia e os movimentos culturais que se interessavam pelas forças que regiam o comportamento humano, com pesquisas que influenciaram a cultura e vice-versa. Experimentações com as substâncias avançaram sob formas recreativas, religiosas ou como práticas de autoconhecimento. Cada um desses usos, ainda que nem sempre de forma explícita, carregava sua própria proposta de *set* e *setting*.

Nosso foco neste capítulo não é avaliar esse espectro, mas apresentar a diversidade fenomenológica por meio da qual as propostas de modelagem da experiência psicodélica se manifestam. Em especial, defendemos que uma proposta clínica baseada nos ENOC é indissociável da influência do pesquisador ou terapeuta, e que esta deve ser discutida com base em referenciais científicos e técnico-profissionais e, especialmente, acerca dos valores éticos, humanitários e filosóficos que norteiam essa atuação. Ou seja, o que poderia ser considerado um viés científico, ou a "contaminação" da objetividade pela subjetividade, seria apresentado como fator terapêutico de primeira ordem.

SET E *SETTING*: O CONTEXTO DA CETAMINA

Embora a psicoterapia assistida com cetamina (PAC) já seja praticada por décadas, ainda há muito a ser explorado cientificamente, com a condição de revelar configurações tão diversas quanto os modelos de psicoterapia existentes. Ao elencarmos os elementos gerais de *set* e *setting* mais comumente associados, buscamos estabelecer uma base que possa orientar futuras investigações e aumentar sua eficácia terapêutica, visando tanto à redução dos riscos de reações adversas quanto ao aumento da ocorrência de experiências positivas e *insights* significativos associados aos ENOC, requisitos gerais que estão mais vinculados com a eficiência dessa proposta[3].

Esse processo começaria com uma triagem clínica e psiquiátrica minuciosa do sujeito e seus antecedentes, aprimorando a avaliação de contraindicações ao uso da cetamina, evitando frustrações de expectativas provocadas por alguma barreira inesperada no procedimento que impactaria especialmente os casos graves e cronificados. Além disso, a avaliação positiva na qualidade da situação social e familiar constituiria um pilar capital no sucesso da capacidade terapêutica da PAC.

Cuidados intensivos e detalhados dos terapeutas em relação ao *set* e *setting* seriam comprometidos no caso de um ambiente social desfavorável. A relevância dessa precaução foi ressaltada no conceito de *Matrix*[4], que estende o *setting* em direção ao ambiente social de cada paciente, à rede formada pelas suas rotinas de vida e padrões de relacionamento, nos quais serão semeados os *insights* obtidos na terapia.

Mesmo que não seja o foco principal do tratamento, o histórico de traumas e eventos estressantes de vida de modo geral deve ser considerado. Além de tais vivências exercerem influência significativa entre os transtornos depressivos e ansiosos, elas também podem ser ativadas e revividas durante os ENOC, por meio da expressão de memórias e/ou sistemas de experiência condensada anteriormente inacessíveis pela percepção ordinária, justificando o domínio de instrumentos terapêuticos relacionados a esses aspectos por parte do terapeuta.

Deve-se conhecer também a relação do sujeito com experiências prévias de ENOC, ligadas ou não a substâncias psicoativas. Elas podem ter ocorrido como fenômenos espontâneos (sonhos ou vivências psicopatológicas), vivências religiosas, em contextos recreacionais ou como reações adversas de medicações, sendo útil explorar possíveis reações positivas, desagradáveis ou traumáticas.

Em contrapartida, o histórico de problemas ligados ao uso de substâncias psicoativas em geral precisa ser abordado devido aos riscos não desprezíveis de abuso e dependência da cetamina, evoluindo de maneira imprevisível, especialmente se utilizada em pacientes com histórico de uso de múltiplas substâncias, transtornos de personalidade ou da impulsividade; fora do contexto terapêutico e/ou sem psicoterapia associada. Todavia, devem ser destacados estudos sobre o potencial terapêutico da PAC nos transtornos mentais relacionados ao álcool.

Outra preocupação diz respeito ao emprego de um medicamento anestésico, mais conhecido por sua utilização em condições cirúrgicas, com maior risco de complicações graves. Em sua defesa, a cetamina tem um perfil de segurança cardiorrespiratório favorável, e sua administração em ambiente controlado, com monitorização contínua de sinais vitais e suporte a emergências, oferece segurança clínica.

Em relação às suas características farmacológicas, a cetamina apresenta vantagens peculiares graças ao rápido início de ação e à possibilidade de intensificação dos ENOC proporcionais a um ajuste de dosagem, permitindo seu acerto para trabalhos com objetivos psicolíticos ou psicodélicos. Sua biodisponibilidade, apesar de ser mais bem alcançada pela via endovenosa, é relativamente previsível por outras vias, como a subcutânea, a intramuscular e a sublingual, o que amplia as variedades de acesso, desde que os preceitos de segurança sejam respeitados[5].

Os efeitos da cetamina, por meio da indução dos ENOC, conjuntamente à sua ação antidepressiva, analgésica e ansiolítica, fornecerão os instrumentos (*set*) por meio dos quais a psicoterapia assistida se realizará, de acordo com os enquadres teóricos de cada terapeuta e da elaboração de intenções em conjunto com os pacientes. Em um esforço de síntese, desconsiderando a infinidade de manifestações e desdobramentos, resumimos esses dispositivos em três grupos:

- Pela modificação temporária de padrões emocionais e cognitivos enraizados, oferece-se uma alternativa para enfrentar diferentes entendimentos sobre as crenças, julgamentos e sentimentos envolvidos nos complexos sintomáticos em questão, ensejando uma mudança de ângulo em relação a eles[6].
- Experiências de pico, despertadas pelo envolvimento com imagens prenhes de significado filosófico ou espiritual-religioso, provocariam uma modificação acentuada dos padrões de comportamento e relacionamento, assim como a ressignificação de valores existenciais que conferem sentido à vida. Essas vivências são reconhecidas como um dos principais fatores terapêuticos associados à PAP em geral e frequentemente relatadas com o uso da cetamina, apesar de o seu mecanismo farmacológico ser distinto dos psicodélicos clássicos[7].
- O fluxo de imagens despertado pelos ENOC serviria como fonte de elaboração criativa e simbólica, em analogia com psicoterapias que se utilizam de experiências oníricas, imagéticas ou técnicas expressivas com esse fim[3].

Todavia, é imperioso manter uma postura flexível diante da imprevisibilidade da experiência e diante de temas inesperados, desafiadores ou angustiantes, relembrando que estas igualmente possuem potencial terapêutico desde que vividas com segurança, acolhimento e ética e integradas adequadamente pelo terapeuta e paciente no processo psicoterápico.

O foco no treinamento de habilidades para o manejo dos ENOC se impõe como medida básica no campo da PAC. Na cultura psicodélica, esse conjunto de conhecimentos ficou conhecido como os "instrumentos de navegação"[1], ou seja, uma psicoeducação sobre os principais efeitos de uma substância psicoativa, antecipando caminhos para a redução de reações desagradáveis e otimização de seus benefícios, com o fomento de um sentimento de confiança em uma experiência intensa e relevante.

Dentre os efeitos da cetamina, os que costumam causar maior estranhamento são as alterações de sensopercepção, chamadas de reações dissociativas, com a impressão de que o corpo teria passado por mudanças drásticas em seu tamanho ou formato, até mesmo deixando de existir. A sensação de estar flutuando ou sobrevoando uma paisagem também é muito comum. Advertidos antecipadamente, os pacientes podem manejar essa sensação de forma menos estressante, conscientes de seu caráter temporário e sem riscos à saúde física ou mental[8].

Após a conscientização sobre os efeitos físicos e psicológicos mais comuns, uma habilidade importante para lidar com experiências desafiadoras e de emoções intensas durante os ENOC é utilizar técnicas simples para regulação emocional, como práticas de respiração ou de meditação que envolvam a consciência corporal, ajudando o indivíduo a lidar com a reação de ansiedade durante a experiência, na qual a capacidade cognitiva deve estar parcialmente comprometida.

Elemento adicional de grande influência durante a sessão é a utilização da música, cuja competência como moduladora emocional durante os ENOC a torna um instrumento de grande valia, contribuindo na transição entre os diferentes estados emocionais e facilitando sua percepção e expressão.

Em uma fase inicial, recomendam-se composições que reduzam a ansiedade e promovam relaxamento, favorecendo uma atitude de confiança nos efeitos psicológicos da cetamina e que evoquem sentimentos favoráveis às intenções terapêuticas as mais variadas possíveis, em qualidade e intensidade.

A seleção de músicas que não pertençam ao repertório mais próximo do paciente, de preferência instrumentais e de origens culturais e étnicas diversas, auxiliaria no cultivo de uma reação de surpresa e curiosidade em relação aos ENOC, amplificando seu potencial para uma experiência subjetiva diferenciada, distante dos padrões de suas expressões cotidianas.

O esclarecimento sobre um roteiro bem definido para o dia da sessão pode também reduzir o risco de eventos estressantes desnecessários, que influenciariam negativamente a tranquilidade e receptividade da experiência com os ENOC. É proveitoso contar com o apoio da rede social ou familiar mais próxima, lembrando de advertências como o jejum preparatório para o procedimento e a necessidade de um acompanhante para o transporte seguro no retorno à residência. Estímulos estressantes, como a exposição a telas ou a noticiários, podem ter efeitos sugestivos e invadir os ENOC, dificultando o contato com conteúdos ocasionalmente mais pertinentes[9].

Em termos da operacionalização dos componentes do *setting*, o objetivo geral será criar um contexto de acolhimento em ressonância com todos os elementos de preparação mencionados anteriormente. Esses cuidados podem ser agrupados em dois sentidos: em relação ao ambiente físico e ao ambiente emocional, sendo o último constituído principalmente pelos relacionamentos interpessoais com os terapeutas e a equipe responsável.

A estrutura da sala deverá reforçar a sensação de segurança clínica previamente acordada na preparação, com a presença de equipamentos de monitoramento dos sinais vitais. Um cuidado quanto à privacidade, conforto e tranquilidade também terão papel significativo, pois o paciente tende a apresentar aumento da sensibilidade a estímulos durante os ENOC, o que será desafiador em contextos médico-hospitalares, que tendem a gerar ansiedade.

O uso de tapa-olhos e fones de ouvido de boa qualidade é de grande valia, auxiliando na introversão necessária à experiência, assim como um tempo razoável de contato com os terapeutas antes da aplicação, propiciando que o paciente se adapte ao ambiente e se conecte a um clima emocional de acolhimento.

Quanto a esse campo relacional entre pacientes e terapeutas, fator decisivo que permeia toda a elaboração do *set* e do *setting*, é essencial recordar que sua disposição envolve diversas camadas, conscientes e inconscientes, requerendo atenção especial à comunicação não verbal, cuja influência se vê amplificada nos ENOC.

Sugere-se o menor número possível de intervenções diretivas e interpretações complexas, dado o estado de vulnerabilidade e sugestionabilidade ligados a tal experiência. O papel dos terapeutas se voltaria à ressonância empática dos estados emocionais e à transmissão de uma atitude de cuidado que reforce os sentimentos de confiança e segurança, para que o paciente contemple as imagens proporcionadas pelos ENOC de maneira protegida de maiores influências externas, em concordância com uma atitude não diretiva preconizada no quadro da PAP[6].

No entanto, essa relação de entrega, confiança e um contexto de intimidade compartilhada podem trazer riscos de relacionamentos inapropriados ou abusivos, requerendo cuidados éticos redobrados pelo aumento de sugestionabilidade e vulnerabilidade que a alteração da qualidade de consciência e a redução de defesas psíquicas usuais trazem a esse processo terapêutico.

É preciso ressaltar que os abusos de poder também podem se manifestar de maneiras sutis, como pela imposição de valores culturais e estabelecimento de relações financeiras desequilibradas, não apenas por meio de violências mais evidentes, como de caráter moral ou sexual. Cautela especial é recomendada com populações potencialmente mais vulneráveis às relações de poder abusivas, geralmente associadas a questões de raça, gênero e classe social[10].

As imagens provocadas pelos ENOC comumente são muito fugazes, a despeito de serem mais fáceis de recordar se comparadas com as de um sonho. Graças a esse fato, uma sessão mais longa costuma ser recomendada, com 2 a 3 horas de duração, que proporcione uma retomada imediata da experiência com o auxílio da escuta dos terapeutas, aumentando as chances de consolidação, significação e o favorecimento da exploração dos temas principais. Os terapeutas são encorajados a auxiliar o paciente com anotações e oferecer materiais artísticos para ampliar as vias de expressão e facilitar esta recordação da experiência.

Pelo potencial de neuroplasticidade teoricamente estar mais presente nesse período, sessões de integração posteriores, se possível no dia seguinte à experiência, também são muito pertinentes no auxílio da reestruturação de rotinas e mudanças de comportamento, lembrando-se sempre de uma perspectiva de longo prazo na qual objetivos mais concretos serão revelados e convidados a passar por transformações[3].

Atenção especial será dada na cobertura de eventuais pioras do quadro emocional, ligadas aos desdobramentos da experiência e à mobilização de conteúdos emocionais dolorosos. O pronto-atendimento nessa situação é primordial para a elaboração dos sentimentos de abandono, angústia e solidão, demanda que, caso não seja atendida, teria o potencial de provocar um reforço nesse tipo de trauma.

Para finalizar o tratamento, cuidados com sua integração que foram delineados durante toda a preparação deverão ser realizados de forma cuidadosa, de preferência com a participação de um suporte social que permita sua continuidade relacionada à *Matrix*, com sugestões de atividades sociais e culturais, e o estímulo à extensão de uma rede qualificada de vínculos sociais.

ACOLHIMENTO ARQUETÍPICO DAS IMAGENS

Esboçada no final dos anos 1960, e tendo como principal expoente o psicólogo norte-americano James Hillman (1926-2011), a psicologia arquetípica se propôs a aproximar as ideias da psicologia junguiana com o pensamento da fenomenologia, no sentido de se manter fiel aos pressupostos de uma psicologia da imagem[11]. Nessa perspectiva, na qual a imaginação é considerada uma atividade autônoma da psique, que cria de forma espontânea imagens e fantasias, o método psicológico consistiria em um engajamento intensivo e intencional naquilo que o autor chama de "vida interna", com seus demônios, dúvidas, medos, desejos e vozes.

Portanto, na psicologia arquetípica, "a imagem não é o subproduto da percepção ou da sensação, o reflexo psíquico de um objeto externo, nem é a construção mental que representa de forma simbólica ideias e sentimentos, não a imagem à qual o ego, meu 'eu' consciente, tem acesso por vontade ou por estímulo"[12]. O acesso às camadas inconscientes da psique, tomando por via dominante as imagens psíquicas produzidas nos sonhos, seria constituído como um caminho semelhante ao conhecimento imagético dos ENOC provocado pelos psicodélicos[13].

Seguindo esse raciocínio, em contraste com a psicologia junguiana clássica, que privilegia a investigação de temas transculturais em busca de símbolos coletivos com os quais as imagens tenham relação, na psicologia arquetípica a proposição é que ganhem sentido e significado de modo indireto, priorizando-se o fenômeno e a experiência em detrimento da interpretação.

Essa ótica se alinharia com a concepção da competência cultural[10], valorizando as peculiaridades da linguagem psíquica trazida pelos ENOC, correspondentes ao cenário gerado no encontro terapêutico com atenção ao entendimento da singularidade e conexões peculiares de cada paciente.

Ao retomar o relevo de um argumento de guarda da *alma* – termo aqui utilizado como sinônimo de psique – e sua independência, Hillman entendeu superar dualidades convencionais, aproximando sua leitura de um campo imaginativo próprio e condizente com a multiplicidade e diversidade psicológicas. Nesse espaço inferior e inconsciente, a compreensão dos fenômenos ocorreria tomando como regra a máxima junguiana de *ficar com a imagem*, propondo uma leitura não literal pela consciência, por meio do que descreveu como ego imaginal.

No que toca à descrição de uma prática da imaginação, o autor enfatizou estratégias operacionais para *guardar o fenômeno*, obedecendo à atitude de rejeição interpretativa ao dar relevo às diversas manifestações da imagem em termos de sua linguagem metafórica e qualidade analógica. A observação do discurso pelo jogo de palavras, maneira de falar com a imagem e deixá-la se exprimir, seu comportamento próprio e principalmente como ela se relaciona aos aspectos da vida do indivíduo se diferenciariam de um ato interpretativo, já que o exame conceitual do terapeuta provocaria a imediata perda da imagem.

Ao estender tal visão para a comunicação do sujeito em terapia, diante de um acesso à imagem mediada pela via da fala, Hillman insistiu na composição de um ou mais sentidos eficientes enquanto imbuídos de se apropriarem fenomenalmente da especificidade desse material. Desse modo, a escuta no método hillmaniano, denominada na literatura como *escuta arquetípica*[14], guarda em seu cerne a ambição de apreender a experiência vivida fora do sentido de ego, iluminada por como sobre ela atuam padrões de fantasias.

Como exemplo, um paciente relata o trecho de sua experiência no qual sobrevoava uma paisagem montanhosa, com um sentimento de realização associado à exploração da natureza e do mundo. De repente, seu estado de espírito se transforma, tomado por uma força súbita que o leva a uma caverna escura. Seria possível realizar inferências baseadas em conhecimentos prévios, como uma provável relação simbiótica com a mãe em um viés psicanalítico, ou o reconhecimento de um padrão de fuga coletado na história de caso, para os quais a imagem serviria *apenas* como ilustração.

Entretanto, pela perspectiva arquetípica, seria mais interessante amplificar as imagens em seu contexto específico. Questionado sobre qual emoção teria vivenciado, ele responde ter sentido muita tristeza ao se ver preso na caverna. Nesse caso, essa abordagem terapêutica compreende que substantivos como tristeza, medo, ansiedade e amor são demasiadamente abstratos e não ofereceriam substrato imaginal para definir a experiência psíquica. Sua qualificação por uma imagem acresceria valor e permitiria um envolvimento do paciente com o material.

Descrevendo a imagem da caverna escura com mais precisão, se surpreende com a semelhança com seu quarto de infância, na presença de objetos pessoais empoeirados e um antigo espelho partido. Ao explorarmos a imagem como metáfora, rastreando sua intrarrelação[15], nota-se que a tristeza se associa com reparação e recuperação de aspectos íntimos. Compreende-se que a imagem oferece uma resposta pessoal ao seu sentimento de incompletude, com a demanda pela incorporação de traços esquecidos. Essa caverna deixa de se opor aos seus avanços, tornando-se escala primordial para a retomada de novos voos.

Portanto, como um ponto de vista sobre os fenômenos, o prisma da psicologia arquetípica não pretende desvalorizar abordagens cujo objeto é a descrição de padrões mentais de comportamento e psicopatologia, suportados por propostas clínicas mais dirigidas, mas sobretudo adotar um modelo para lidar com a pluralidade das manifestações da psique, reconhecendo a demanda de contar com uma pausa para a sua compreensão, sem a adoção de estruturas preestabelecidas de significado, para que sua polissemia se manifeste de maneira mais íntegra, prenhe de envolvimento imaginativo, em vez de baseada em alguma teoria elucidativa que correria o risco de se afastar daquilo que a psique deseja expressar.

CONSIDERAÇÕES FINAIS

Este capítulo buscou salientar a importância dos fatores não farmacológicos no contexto da PAC, especificamente o *set* (estado mental) e o *setting* (ambiente físico e social). Demonstrou-se como a configuração cuidadosa desses elementos é essencial para otimizar os resultados terapêuticos, minimizando riscos e maximizando o potencial da cetamina na indução de experiências significativas.

A abordagem da psicologia arquetípica, com sua ênfase na escuta das imagens e na valorização da experiência subjetiva, atua como ferramenta fundamental para a compreensão e o acolhimento das manifestações da psique durante os ENOC, promovendo tanto a afinidade quanto a valorização dos processos da imaginação.

REFERÊNCIAS BIBLIOGRÁFICAS

1. Hartogsohn I. Modalities of the psychedelic experience: Microclimates of set and setting in hallucinogen research and culture. Transcult Psychiatry. 2022;59(5):579-91.
2. Hartogsohn I. Constructing drug effects: A history of set and setting. Drug Sci Policy Law. 2017;3:2050324516683325.
3. Garel N, Drury J, Thibault Lévesque J, Goyette N, Lehmann A, Looper K, et al. The Montreal model: an integrative biomedical-psychedelic approach to ketamine for severe treatment-resistant depression. Front Psychiatry. 2023;14:1268832.
4. Eisner B. Set, setting, and matrix. J Psychoactive Drugs. 1997;29(2):213-6.
5. Mathai DS, Hull TD, Vando L, Malgaroli M. At-home, telehealth-supported ketamine treatment for depression: Findings from longitudinal, machine learning and symptom network analysis of real-world data. J Affect Disord. 2024;361:198-208.
6. Wolfson P, Vaid G. Ketamine-assisted psychotherapy, psychedelic methodologies, and the impregnable value of the subjective – a new and evolving approach. Front Psychiatry. 2024;15:1209419.
7. Rothberg RL, Azhari N, Haug NA, Dakwar E. Mystical-type experiences occasioned by ketamine mediate its impact on at-risk drinking: Results from a randomized, controlled trial. J Psychopharmacol. 2021;35(2):150-8.
8. Breeksema JJ, Niemeijer A, Kuin B, Veraart J, Vermetten E, Kamphuis J, et al. Phenomenology and therapeutic potential of patient experiences during oral esketamine treatment for treatment-resistant depression: an interpretative phenomenological study. Psychopharmacology. 2023;240(7):1547-60.
9. Garel N, Thibault Lévesque J, Sandra DA, Lessard-Wajcer J, Solomonova E, Lifshitz M, et al. Imprinting: expanding the extra-pharmacological model of psychedelic drug action to incorporate delayed influences of sets and settings. Front Hum Neurosci. 2023;17:1200393.

10. Rojas D, Zelman DC, Hauson AO, Alexander I. Exploring cultural competence, inclusivity, and diversity in ketamine assisted psychotherapy: a phenomenological study. J Psychoactive Drugs. 2024;1-11.
11. Hillman J. Re-vendo a psicologia. Petrópolis: Vozes; 2010. 454 p.
12. Barcellos G. Psique e Imagem: estudos de psicologia arquetípica. Petrópolis: Vozes; 2012. 112 p.
13. Kraehenmann R. Dreams and psychedelics: neurophenomenological comparison and therapeutic implications. Curr Neuropharmacol. 2017;15(7):1032-42.
14. Porto BEA. Quando as imagens falam: por uma fenomenologia da escuta arquetípica. 75 f. Dissertação (Mestrado em Ciências) – Universidade de São Paulo, Ribeirão Preto; 2023.
15. Berry P. O corpo sutil de Eco: contribuições para uma psicologia arquetípica. Petrópolis: Vozes; 2014. 265 p.

5

Farmacologia da cetamina

Angela Maria Sousa
Karenthan de Abreu Rodrigues
Alexandre Slullitel
Alessandro Gonçalves Campolina
Markes Rennan Amaro de Lima

RESUMO

A cetamina, um anestésico derivado da cicloexamina, foi sintetizada em 1962 e aprovada para uso em humanos em 1970. Diferentemente de outros anestésicos, ela provoca anestesia dissociativa sem depressão central, agindo como antagonista do receptor N-metil-D-aspartato (NMDAR) e interagindo com outros receptores e canais iônicos. Sua administração pode ser intravenosa, intramuscular, subcutânea, oral, nasal ou retal, com biodisponibilidades variadas. A cetamina é amplamente distribuída pelo corpo, metabolizada no fígado e rapidamente eliminada. Em doses subanestésicas, pode causar efeitos psicodélicos e cardiovasculares, sendo útil no tratamento de depressão resistente e em condições específicas em saúde mental.

INTRODUÇÃO

Derivada da cicloexamina, um análogo da fenciclidina (PCP), a cetamina foi sintetizada em 1962 por Calvin Lee Stevens e usada em humanos pela primeira vez em 1965 por Chodoff, Corssen e Domino. Desde 1970, após ser liberada pela Food and Drug Administration (FDA), vem sendo utilizada em contexto clínico e anestésico. A cetamina é classificada como anestésico intravenoso e produz anestesia dissociativa em vez de depressão no sistema nervoso central, ao contrário de todos os outros fármacos dessa mesma classe[1,2].

A cetamina é uma molécula arilciclo-hexalamina quiral de nome químico (R,S)-2-(2-clorofenil)-2-metilaminociclo-hexanona, uma mistura racêmica 1:1 dos isômeros S(+) (escetamina ou dextrocetamina) e R(-)

(arcetamina ou levocetamina), formalmente classificada como antagonista não competitivo do NMDAR atuando no local específico da PCP nesse receptor (Figura 1).

Entretanto, a cetamina tem um mecanismo complexo, com afinidade a vários receptores de membrana e citoplasmáticos glutamatérgicos: os do α-amino-3-hidroxi-5-metil-4-isoxazolepropiônico (AMPAR), os receptores de cainato, além de se ligarem a receptores opioides Mu (MOR), Kappa (KOR) em nível espinhal e KOR ao nível supraespinhal, receptores muscarínicos, nicotínicos, monoaminérgicos e serotoninérgicos, canais de sódio e canais de cálcio (Figuras 2 e 3)[4].

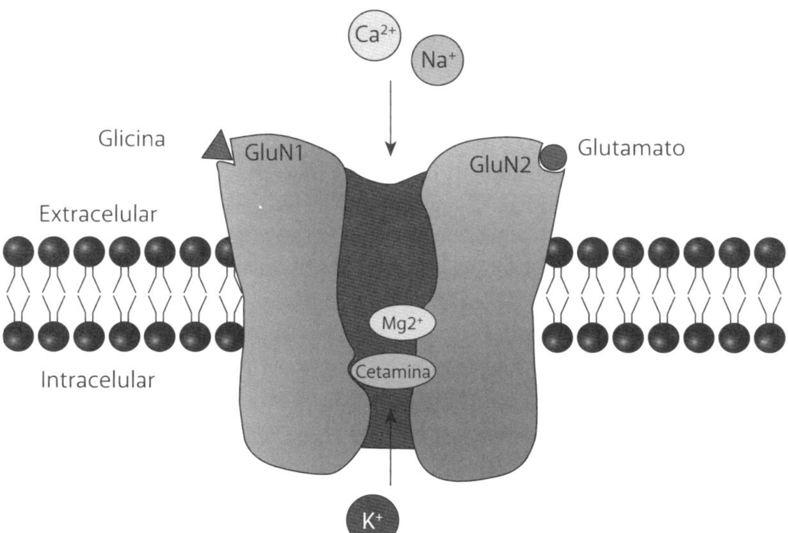

FIGURA 1 Receptor e sítio de ação da cetamina.
Fonte: adaptada de Ma et al., 2023[3].

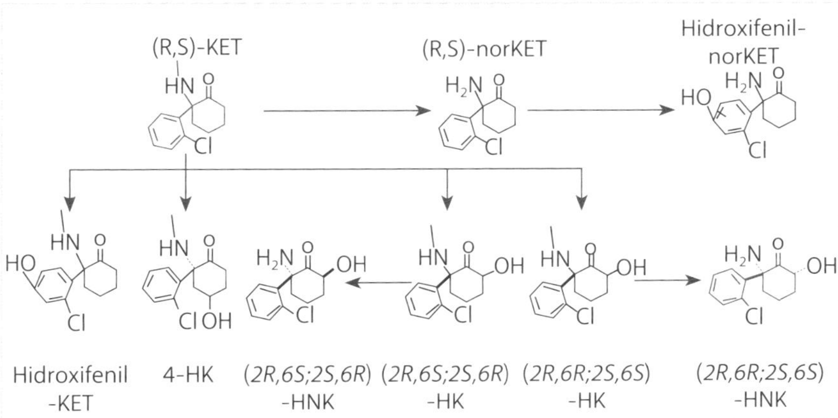

FIGURA 2 Metabólitos da cetamina.

Fonte: adaptada de Feeney e Papakostas, 2023[5].

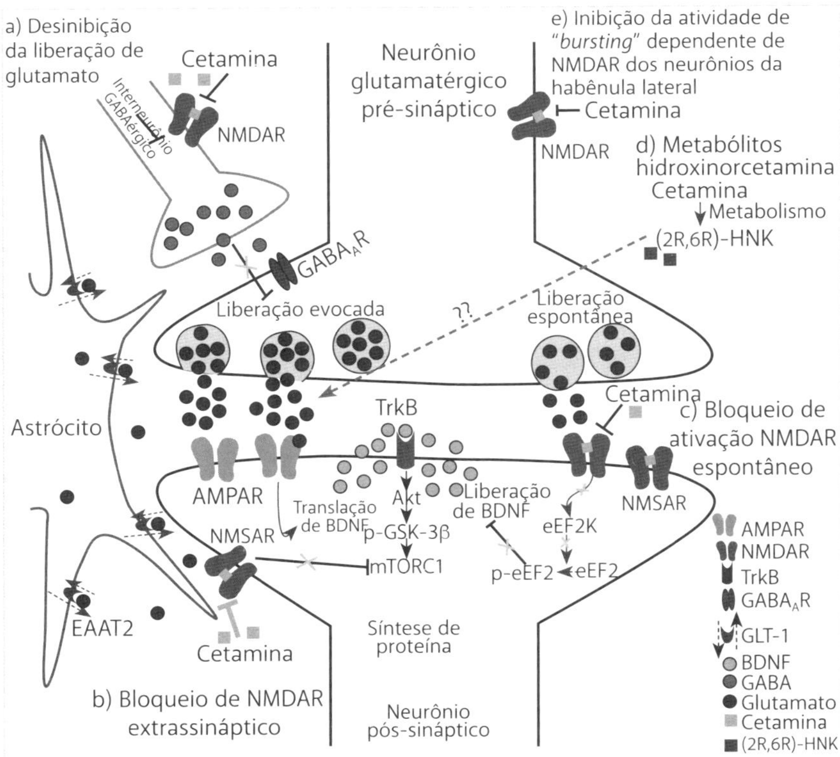

FIGURA 3 Mecanismos de ação variados da cetamina.

Fonte: adaptada de Zanos e Gould, 2018[1].

CARACTERÍSTICAS FÍSICO-QUÍMICAS

A cetamina é uma molécula com o peso de 238 kDA parcialmente hidrossolúvel, apresentando-se como solução cristalina com pKa de 7,5. É preparada em uma solução de pH ácido (3,5 a 5,5) e em concentrações de 50 e 100 $mg.mL^{-1}$ em forma de cloridrato de sódio, tendo o cloreto de benzetônio como conservante, o qual substituiu rapidamente o clorobutanol por conta da toxicidade deste. O enantiômero S(+) é comercialmente disponibilizado em apresentação sem conservantes[6].

FARMACOCINÉTICA

Absorção

A via de administração da cetamina pode se refletir diretamente em sua absorção. As vias intravenosa (IV) e intramuscular (IM) possuem elevada biodisponibilidade; respectivamente, 100% e 93%. Em contraponto, a biodisponibilidade da via oral (VO) e da via retal (VR) é baixa – 16-29% e 25-30%, respectivamente. Essa diferença se deve à metabolização massiva por efeito de primeira passagem. A S-cetamina possui biodisponibilidade VO entre 8% e 11%. A via intranasal (IN) possibilita biodisponibilidade de 45-50%, sendo uma alternativa atraente por ser menos invasiva, ter absorção sistêmica rápida e não sofrer efeito de primeira passagem. O pico plasmático na via IV é rapidamente alcançado. Por sua vez, a VO tem pico plasmático de 20 a 120 minutos. Na IM, o pico plasmático ocorre 5 a 30 minutos após a administração[6,7].

É nesse contexto que a via IN vem ganhando destaque e, em março de 2019, a FDA aprovou o uso do spray nasal Spravato® (escetamina) para depressão resistente nos Estados Unidos. Esse foi o primeiro dispositivo não invasivo de cetamina a ser empregado no tratamento da depressão[8].

A cetamina não possui ligação forte com proteínas plasmáticas: albumina e alfa-1-glicoproteína ácida, o que varia entre 12% e 47%. Por ter uma ligação pH-dependente, oscilações do pH, principalmente a sua diminuição, enfraquecem a ligação com a albumina. O elevado índice de extração plasmática, a intensa depuração hepática e a sua fração plasmática livre elevada não permitem que alterações nas proteínas plasmáticas alterem de maneira significativa a depuração da cetamina[6].

É preciso fazer algumas considerações em relação à escolha da via de administração da cetamina. Quando administrada por VO, possui sabor amargo; já a via subcutânea (SC) pode ser irritativa localmente. A via IM pode ser dolorosa, e a IN pode ser incômoda. Ainda não está clara a correlação da via de administração e o efeito terapêutico, apesar da biodisponibilidade variável das diferentes vias de administração do fármaco[2].

Metabolização

A cetamina é metabolizada extensivamente pelo sistema microssomal hepático pelas enzimas CYP3A4, CYP2B6 e CYP2C9, inicialmente em norcetamina por desmetilação que ocorre de maneira estereosseletiva. A CYP3A4 desmetila o enantiômero dextrocetamina mais rapidamente que a levocetamina, enquanto a CYP2B6 desmetila ambos os enantiômeros na mesma eficiência. A variabilidade individual na metabolização da cetamina é atribuída, em partes, às diferenças na expressão das enzimas P450[3].

Após a desmetilação da cetamina para norcetamina, esta é metabolizada em hidroxinorcetaminas (HNK) e desidronorcetamina (DHNK). Estudos iniciais mostraram que as HNK se formam pela hidroxilação do anel ciclopentano da norcetamina em diferentes locais. As principais HNK circulantes no plasma humano são (*2R,6R; 2S,6S*)-HNK e (*2S,6R; 2R,6S*)-HNK, sendo sua formação mediada principalmente pelas enzimas CYP2A6 e CYP2B6. A DHNK é formada diretamente a partir da norcetamina, principalmente pela ação da CYP2B6[9].

Além das principais vias de metabolismo da cetamina, há outras estudadas, como a hidroxilação direta da cetamina para 6-hidroxicetamina (HK). A formação de (*2R,6R;2S,6S*)-HK é catalisada pela CYP2A6, enquanto a CYP3A4 e CYP3A5 estão envolvidas na produção de (*2S,6R;2R,6S*)-HK. O metabolismo da HK para HNK ocorre de forma mais eficiente para (*2R,6R;2S,6S*)-HK em comparação com (*2S,6R;2R,6S*)-HK. Recentemente, evidências mostraram a formação de metabólitos hidroxifenil cetamina, mediada por CYP2C9 primariamente pelo enantiômero (R)-cetamina e monoxigenases contendo flavina primariamente pelo enantiômero (S)-cetamina. Isômeros fenólicos de HNK também têm sido observados, resultado da hidroxilação da norcetamina[2,5].

Distribuição

A cetamina é rapidamente distribuída em tecidos altamente perfundidos. Com taxa de ligação a proteínas plasmáticas baixa, possui um grande volume de distribuição. Doses entre 0,125 e 3,7 $mg.kg^{-1}$ possuem meia-vida de distribuição rápida de 30 segundos, redistribuição de 9 minutos, meia-vida de eliminação de 158 minutos, depuração de 20,8 $mL.kg^{-1}$ e V_d de 2,3 $L.kg^{-1}$ [7].

Ao considerar a via IV de administração, por ter baixo peso molecular, pK_a próximo do pH fisiológico e solubilidade lipídica considerável, atravessa a barreira hematoencefálica rapidamente, com início de ação entre 30 e 60 segundos após sua administração. O efeito máximo ocorre em aproximadamente 1 minuto[7].

Eliminação

A cetamina é rapidamente eliminada em humanos. Os níveis circulantes de cetamina após dose única de infusão de 0,5 mg/kg por 40 minutos se tornam indetectáveis em 24 horas. Embora os níveis plasmáticos de cetamina fiquem abaixo dos limites detectáveis em 1 dia, os níveis circulantes de DHNK e (*2R,6R;2S,6S*)-HNK foram observados por até 3 dias em pacientes com depressão bipolar ou depressão maior resistente ao tratamento. A cetamina e a norcetamina foram detectáveis na urina por até 14 e 11 dias, respectivamente, em crianças que receberam doses anestésicas[3].

Em humanos adultos, a cetamina tem alta taxa de depuração e meia-vida curta de eliminação, variando entre 2 e 4 horas. A eliminação ocorre principalmente pelos rins, com apenas pequenas quantidades excretadas da forma inalterada cetamina (4%), norcetamina e DHNK, enquanto a maior parte da droga é excretada na forma de conjugados com ácido glicurônico. A administração repetida de cetamina pode prolongar seu tempo de eliminação, como observado em estudos que mostram que a eliminação da cetamina se estende até 11 dias após múltiplas infusões[3].

Em crianças, a eliminação é aproximadamente duas vezes mais rápida do que em adultos, e isso pode estar relacionado a diferenças no metabolismo enzimático. A (S)-cetamina tem meia-vida de eliminação ligeiramente mais longa do que a cetamina racêmica, e sua depuração sistêmica é mais rápida quando administrada sozinha[10].

FARMACODINÂMICA

A utilização de cetamina pode produzir de analgesia a inconsciência a depender da dose. Esse fármaco atua em múltiplos receptores NMDA, receptores opioides, receptores monoaminérgicos, canais de sódio e de cálcio. Em doses elevadas, receptores muscarínicos são bloqueados, e uma facilitação de neurotransmissão GABAérgica acontece. Enquanto o mecanismo basal está ligado ao bloqueio de receptores NMDA do glutamato, indiretamente é esperado que o tônus glutamatérgico aumente no córtex frontal e pré-frontal. Na medula espinhal, a cetamina tem potenciais efeitos antinociceptivos também justificados por seu efeito sobre NMDAR, além de inibir a liberação de acetilcolina[3,4].

O glutamato é considerado um dos neurotransmissores excitatórios mais importantes, porque aumenta o fluxo eletroquímico em diversas áreas cerebrais pela diminuição do potencial de membrana do neurônio e é o neurotransmissor excitatório mais abundante em todo o encéfalo. Quando o glutamato se liga a NMDAR, contanto que o cofator obrigatório da glicina esteja ligado a seu sítio, um íon magnésio (Mg^{2+}) é liberado do canal iônico do NMDAR. Isso leva à abertura desse canal, gerando influxo de íons Ca^{2+} e Na^{+}, diminuindo o potencial de membrana celular até a despolarização[2,4].

Alterações fisiológicas na sinalização celular, modificações da plasticidade sináptica e alterações de circuito ocorrem horas após o contato da cetamina nesses sistemas. Infusões lentas de cetamina são capazes de ativar outras vias de sinalização, como é visto nas vias da proteína-alvo da rapamicina em mamíferos (mTOR) e vias do fator neurotrófico derivado do cérebro (BDNF). Isso contribui para mudanças neuroplásticas e brotamento de espículas neuronais em até 72 horas após a sua administração. Todas essas vias são essenciais para efetividade antidepressiva da cetamina[8]. Além disso, a cetamina modula eficazmente o sistema monoaminérgico por meio de três mecanismos[11]:

1. **Inibição da recaptação de monoaminas neuronais:** ocorre de maneira dose-dependente e proporcional à concentração sérica.
2. **Feito associativo da inibição de NMDAR:** pela desinibição mediada pelo bloqueio de NMDAR em interneurônios GABAérgica que inibem atividade monoaminérgica, principalmente no córtex frontal.
3. **Capacidade de ligação direta a receptores de monoaminas:** dopamina (DA) e serotonina (5HT3); acontece dentro da faixa clínica terapêutica e precisa ser bem avaliado para melhor compreensão dos efeitos da cetamina.

É importante salientar que estudos sugerem que a cetamina pode agir nos receptores DA, especialmente no receptor D2, possivelmente contribuindo para seus efeitos psicotomiméticos. No entanto, evidências conflitantes mostram que doses subanestésicas de cetamina não alteram significativamente a sinalização dopaminérgica em humanos. A cetamina também foi associada a aumento dos níveis de serotonina no córtex pré-frontal, o que pode estar relacionado aos seus efeitos antidepressivos. Estudos em animais mostram que níveis elevados de serotonina são necessários aos efeitos antidepressivos da cetamina, embora seu mecanismo de ação ainda não esteja completamente claro. A cetamina também pode inibir transportadores de serotonina e norepinefrina em concentrações altas, mas esse efeito é considerado irrelevante clinicamente. Quanto aos seus metabólitos, pesquisas sugerem que não têm atividade significativa sobre receptores de dopamina ou transportadores de monoaminas em concentrações clínicas relevantes[2,9].

Há interesse, também, no estudo da ação de cetamina em receptores de acetilcolina, uma vez que foi descrita ação antidepressiva fugaz da escopolamina, um fármaco anticolinérgico. Tal efeito pode justificar a potência diferenciada dos antidepressivos tricíclicos em relação aos inibidores seletivos de recaptação de serotonina.

A cetamina possui ação em receptores opioides, com boa afinidade pelos receptores MOR, KOR e DOR. Geralmente, essa ação é observada em doses anestésicas, e boa parte desse agonismo se deve à S(+)cetamina, que possui afinidade de 3 a 5 vezes maior que R(-)cetamina[12].

Acredita-se que a (S+)cetamina apresente quatro vezes mais seletividade pelo receptor NMDAR que a (R-) cetamina, justificando a maior potência analgésica do enantiômero levógiro em relação ao dextrogiro e à mistura racêmica. No que lhe diz respeito, a (R-)cetamina apresenta maior afinidade pelo receptor KOR em relação à (S+)cetamina, comprovando o seu maior potencial em produzir efeitos psicomiméticos, assim como seria a interação com os receptores colinérgicos[12].

EFEITOS COLATERAIS E CONTRAINDICAÇÕES

As contraindicações específicas ao uso de cetamina estão relacionadas às suas ações farmacológicas e a certas doenças. Em pacientes com pressão intracraniana (PIC) elevada que estão respirando espontaneamente, o seu uso deve ser cauteloso, pois pode aumentar a PIC e causar apneia. Contudo, seu uso clínico tem crescido no manejo de vias aéreas de emergência, especialmente em pacientes com lesões cerebrais, com ou sem outras lesões corporais. O conhecimento sobre o manejo seguro da PIC elevada nesses casos ainda é estudado[13].

Em pacientes em ventilação mecânica, a cetamina mantém a resposta do fluxo sanguíneo cerebral (FSC) ao dióxido de carbono, o que a torna útil em pacientes com lesões cranianas, pelo possível efeito neuroprotetor. No entanto, pode ser contraindicada a pacientes com lesões oculares, pois aumenta a pressão intraocular, e a pacientes com doença cardíaca isquêmica, aneurismas vasculares, doenças psiquiátricas como esquizofrenia ou histórico de reações adversas à droga.

Pode causar visão turva e visão dupla e movimentos musculares espasmódicos. Quando utilizada em doses subanestésicas, como no tratamento da depressão, a cetamina pode provocar estados dissociativos e sintomas psicóticos similares aos da esquizofrenia, além de prejudicar a memória semântica e episódica. Esses eventos podem se dever ao antagonismo NMDAR. Sensação de flutuação, sonhos vívidos agradáveis ou pesadelos, alucinações e delírio também podem ocorrer[1].

Cistite intersticial ou síndrome da bexiga dolorosa pode estar associada ao abuso de cetamina, podendo evoluir para lesão renal secundária reversível ou irreversível[14]. O abuso recreativo da cetamina (*Special K*) pode causar ainda toxicidade hepática e renal, e seu uso prolongado no tratamento de dor crônica também foi associado à hepatotoxicidade em alguns casos. Devido à sua ampla faixa terapêutica, a morte por *overdose* é rara, mas ocorre quando há combinação com outras drogas ou em situação de trauma.

CETAMINA E TERAPIA PSICODÉLICA

O princípio fundamental para que a cetamina possa ser utilizada como agente psicoativo em terapias psicodélicas é o de que suas propriedades farmacológicas dissociativas sejam aproveitadas em intervenções psicoterápicas. Nesse sentido, a terapia psicodélica com cetamina pode ser classificada como uma abordagem de tratamento "orientada pela experiência", em que a qualidade subjetiva dos efeitos da droga é considerada de valor intrínseco e parte essencial do processo terapêutico. Nesse contexto, as experiências do paciente sob o efeito da droga podem ser vistas como material significativo e potencialmente revelador, que pode ser utilizado em psicoterapia para facilitar o progresso terapêutico[15].

Segundo Kolp et al., a cetamina pode induzir quatro tipos diferentes de experiências subjetivas, que variam conforme a dose, o estado mental (*mindset*) e o ambiente (*setting*)[16]. Os autores descrevem uma "experiência empatogênica", em geral alcançada com doses de 0,25 a 0,5 mg/kg em administração via IM, caracterizada por leves alterações na percepção do corpo, redução das defesas do ego e sentimentos de conforto e relaxamento. Uma "experiência fora do corpo" em geral é alcançada com doses de 0,75 a 1,5 mg/kg IM, que envolve uma separação completa do corpo e uma diminuição significativa das defesas do ego. Uma "experiência de quase morte", normalmente obtida com doses de 2,0 a 3,0 mg/kg IM, inclui a sensação de separação do corpo, dissolução do ego e a percepção de morte física ou psicológica. Bem como uma "experiência transcendental com dissolução do ego", também alcançada com doses de 2,0 a 3,0 mg/kg IM, um estado extático de completa dissolução das fronteiras entre o eu e a realidade externa, acompanhada de transcendência do tempo e do espaço e sensação de sacralidade[16].

Mais recentemente, Marguilho et al. têm proposto um modelo unificado das propriedades dissociativas e psicodélicas da cetamina, destacando a relação dessas propriedades com a administração de doses leves e moderadas do medicamento[17]. Assim, em doses baixas (~0,25-0,5 mg/kg, frequentemente administradas por via IV) e com baixa influência contextual, a cetamina poderia induzir a desagregação e desintegração da rede neural de saliência, relaxando os antecedentes sobre a autoexperiência corporal, responsável por seus efeitos "dissociativos". Já em doses ligeiramente mais altas (0,5-1 mg/kg), a cetamina poderia induzir modificações dependentes do contexto no mais alto nível na hierarquia cerebral – a rede neural de modo padrão –, relaxando os antecedentes que representam a autoexperiência narrativa, responsável por seus efeitos "psicodélicos"[17].

Independentemente do modo de classificar os efeitos psicoativos da cetamina, é preciso considerar que a relação entre a dose administrada e a fenomenologia emergente é bastante frágil e altamente influenciável por fatores de *mindset* e *setting*. Assim, é preciso considerar que mesmo recebendo doses baixas do medicamento alguns indivíduos podem apresentar manifestações psíquicas intensamente psicodélicas; enquanto outros, mesmo com doses elevadas, apresentam apenas efeitos de relaxamento, característicos de experiências empatogênicas. Sendo assim, o Quadro 1, com base no trabalho de Kolp et al.[16], apresenta as características que distinguem os quatro tipos mais comuns de experiências psicodélicas induzidas pelo uso de cetamina.

QUADRO 1 Fenomenologia das experiências psicodélicas induzidas por cetamina

Experiência empatogênica
• A consciência do corpo permanece bem preservada. • O corpo se sente muito confortável e relaxado. • O funcionamento do ego é mantido; no entanto, suas defesas são significativamente diminuídas. • A pessoa experimenta sentimentos de empatia e compaixão por si mesma. • A mente sente calor emocional, bem-estar e alegria. • Fortes sentimentos de amor e paz prevalecem. • Sentimentos de euforia, prazer e alegria são comuns. • Sentimentos de êxtase e sensualidade aumentada são frequentes. • A mente assume características oníricas com frequentes efeitos visuais coloridos não específicos. • A pessoa pode sentir o perdão e a compreensão por si mesma e por aqueles com quem tem relacionamentos importantes.
Experiência fora do corpo
• Sentimentos de separação completa do próprio corpo. • As defesas do ego são significativamente diminuídas; no entanto, a estrutura rudimentar do ego ainda está preservada e a pessoa está bem ciente do *self*. • Consciência de se tornar um ser não corpóreo. • Visitas aparentes a reinos mitológicos de consciência. • Encontros aparentes com seres não terrestres (p. ex., "alienígenas"). • Visões emocionalmente intensas (p. ex., parentes falecidos, "anjos", "espíritos"). • Encontros com seres arquetípicos (p. ex., Krishna, Buda, Cristo). • Sonhos vívidos e memórias de encarnações passadas ou futuras. • Reexperimentar o processo de nascimento.
Experiência de quase-morte
• Sentimentos de desconexão completa do próprio corpo. • Sentimentos de dissolução completa do ego e perda de identidade. • Uma forte crença de estar fisicamente morto. • Experiência de morte psicológica da mente (o *self*). • Sentimentos de se tornar um único ponto de consciência (o *self*, ou uma alma) que está simplesmente consciente de si mesmo sem outros pontos de referência. • Sensações de se mover por um túnel. • Experiência de reviver a vida inteira.

(continua)

QUADRO 1 Fenomenologia das experiências psicodélicas induzidas por cetamina (*continuação*)

- Tornar-se consciente de que é responsável por cada pensamento, palavra e ação da própria vida antes da experiência de quase-morte.
- Consciência de como os outros foram afetados pelos pensamentos, palavras e ações.
- Realizar o julgamento moral do *self* com base no próprio senso de certo e errado responsabilizando-se pelos próprios pensamentos, palavras e ações.
- Experiência de visitar realidades não físicas (reinos paradisíacos ou infernais da consciência) com base em próprio autojulgamento.
- Encontros com entidades não corpóreas.
- Experiência de visitar a realidade eterna do vazio (nada).
- Experiência de renascimento psicológico do ego.

Experiência de dissolução do ego

- Sentimentos de dissolução completa do próprio corpo.
- Sentimentos de dissolução completa não apenas do ego, mas também do *self*.
- Sensação de transcender o continuum normal de massa/espaço/tempo.
- Sentimentos de interconexão com todas as pessoas (ou sensação de experimentar a consciência coletiva).
- Sentimentos de unidade cósmica com a natureza.
- Sentimentos de unidade cósmica com o universo.
- Sentimentos de se tornar um "campo unificado".
- Sentimentos de se tornar Deus, frequentemente experimentados como um oceano de luz branca brilhante.
- Sentimentos profundos de amor, paz, serenidade, alegria e felicidade.
- Profundo senso de sacralidade da experiência.
- Profundo senso de inefabilidade da experiência.
- Crença intuitiva de que a experiência transcendental é uma fonte de verdade objetiva sobre a natureza da realidade absoluta.

CONSIDERAÇÕES FINAIS

O uso terapêutico de cetamina envolve o conhecimento e a aplicação clínica dos seus efeitos anestésicos, analgésicos e antidepressivos, conforme amplamente documentado na literatura científica. A possibilidade de ampliar o potencial terapêutico das intervenções com cetamina implica a utilização em psicoterapia dos seus efeitos psicodélicos, tipicamente descritos como efeitos dissociativos, que incluem sentimentos como distanciamento de si mesmo e do ambiente, associado a mudanças na percepção sensorial[15]. Várias revisões independentes identificaram evidências experimentais de uma correlação positiva entre dissociação e eficácia antidepressiva para cetamina, embora essa relação tenha sido inconsistente quando examinada em ensaios clínicos[15].

Apesar das possíveis controvérsias, a terapia psicodélica com cetamina envolve um processo de "aprender com a experiência", que está na base de um método de psicoterapia orientado à vida cotidiana. Trata-se, portanto, de uma abordagem que usa o componente experiencial dissociativo deflagrado pelo medicamento para trazer uma nova perspectiva e a experiência direta de "se observar de uma nova maneira"[18]: um mecanismo de desfusão, descentramento e tomada de perspectiva que traz novas possibilidades de flexibilidade psicológica para um grande número de indivíduos portadores de doenças mentais, que não conseguem efetuar mudanças em processos psicopatológicos críticos por outros meios.

REFERÊNCIAS BIBLIOGRÁFICAS

1. Zanos P, Gould TD. Mechanisms of ketamine action as an antidepressant. Mol Psychiatry. 2018;23(4):801-11.
2. Kohtala S. Ketamine-50 years in use: from anesthesia to rapid antidepressant effects and neurobiological mechanisms. Pharmacol Rep. 2021;73(2):323-45.
3. Ma X, Yan J, Jiang H. Application of ketamine in pain management and the underlying mechanism. Vittori A, organizador. Pain Res Manag. 2023;2023:1-11.
4. Zanos P, Moaddel R, Morris PJ, Riggs LM, Highland JN, Georgiou P, et al. Ketamine and ketamine metabolite pharmacology: insights into therapeutic mechanisms. Pharmacol Rev. 2018;70(3):621-60.
5. Feeney A, Papakostas GI. Pharmacotherapy: ketamine and esketamine. Psychiatr Clin North Am. 2023;46(2):277-90.
6. Peltoniemi MA, Hagelberg NM, Olkkola KT, Saari TI. Ketamine: a review of clinical pharmacokinetics and pharmacodynamics in anesthesia and pain therapy. Clin Pharmacokinet. 2016;55(9):1059-77.

7. Kamp J, Olofsen E, Henthorn TK, van Velzen M, Niesters M, Dahan A, et al. Ketamine pharmacokinetics. Anesthesiology. 2020;133(6):1192-213.
8. Andrade C. Ketamine for Depression, 4: In what dose, at what rate, by what route, for how long, and at what frequency? J Clin Psychiatry. 2017;78(7):e852-7.
9. Cohen ML, Chan SL, Way WL, Trevor AJ. Distribution in the brain and metabolism of ketamine in the rat after intravenous administration. Anesthesiology. 1973;39(4):370-5.
10. Meshkat S, Rosenblat JD, Ho RC, Rhee TG, Cao B, Ceban F, et al. Ketamine use in pediatric depression: A systematic review. Psychiatry Res. 2022;317:114911.
11. Pham TH, Gardier AM. Fast-acting antidepressant activity of ketamine: highlights on brain serotonin, glutamate, and GABA neurotransmission in preclinical studies. Pharmacol Ther. 2019;199:58-90.
12. Clark JD. Ketamine for chronic pain: old drug new trick? Anesthesiology. 2020;133(1):13-5.
13. Savić Vujović K, Jotić A, Medić B, Srebro D, Vujović A, Žujović J, et al. Ketamine, an Old-New Drug: Uses and Abuses. Pharm Basel Switz. 2023;17(1):16.
14. García-Larrosa A, Castillo C, Ventura M, Lorente JA, Bielsa O, Arango O. Cystitis and ketamine associated bladder dysfunction. Actas Urol Esp. 2012;36(1):60-4.
15. Mathai DS, Mora V, Garcia-Romeu A. Toward synergies of ketamine and psychotherapy. Front Psychol. 2022;13:868103.
16. Kolp E, Friedman HL, University of Florida, Krupitsky E, St. Petersburg State Pavlov Medical University, Jansen K, et al. Ketamine psychedelic psychotherapy: focus on its pharmacology, phenomenology, and clinical applications. Int J Transpers Stud. 2014;33(2):84-140.
17. Marguilho M, Figueiredo I, Castro-Rodrigues P. A unified model of ketamine's dissociative and psychedelic properties. J Psychopharmacol Oxf Engl. 2023;37(1):14-32.
18. Dore J, Turnipseed B, Dwyer S, Turnipseed A, Andries J, Ascani G, et al. Ketamine assisted psychotherapy (KAP): patient demographics, clinical data and outcomes in three large practices administering ketamine with psychotherapy. J Psychoactive Drugs. 2019;51(2):189-98.

6

Cetamina na abordagem da angústia existencial e sofrimento relacionado à finitude

Henrique Canosa
Toshio Chiba

RESUMO

O sofrimento existencial em pacientes com doenças terminais é uma questão desafiadora que frequentemente leva a transtornos psiquiátricos e impacta a qualidade de vida. Abordagens tradicionais, como a sedação paliativa, limitam o contato com familiares, o que impulsiona a busca por alternativas. Estudos recentes apontam que a psicoterapia assistida com psicodélicos, incluindo cetamina e psilocibina, tem mostrado resultados promissores em reduzir sintomas de depressão e ansiedade. Essas substâncias promovem alívio rápido, embora os efeitos sejam temporários, reforçando a necessidade de pesquisas adicionais. Com avanços futuros, esses tratamentos poderão oferecer alternativas mais humanas, evitando a sedação paliativa e melhorando o bem-estar dos pacientes.

INTRODUÇÃO

A finitude e a morte são temas que muitas vezes despertam medo e desconforto, levando muitas pessoas a evitarem discutir ou refletir sobre esses assuntos. Esse silêncio é compreensível, pois falar sobre a morte pode parecer um convite ao infortúnio. No entanto, em situações em que a saúde é comprometida por doenças graves, abordar a finitude e a morte se torna crucial. É nesse contexto que o sofrimento existencial surge como uma importante questão de cuidado, especialmente em pacientes em cuidados paliativos. Este capítulo explora a prevalência do sofrimento existencial em pacientes com doenças graves e discute as opções terapêuticas disponíveis, com foco no uso da cetamina e com o objetivo de aliviar esse sofrimento.

PREVALÊNCIA E IMPACTO DO SOFRIMENTO EXISTENCIAL

A prevalência de sofrimento existencial varia de 3% a 29% entre pacientes com câncer terminal e varia de acordo com o tipo de pesquisa, instrumentos de medição e fase da doença. Além disso, distúrbios psiquiátricos podem se desenvolver em pacientes com doença terminal como resultado do sofrimento existencial não tratado. Em contrapartida, também é possível que os transtornos psiquiátricos contribuam para o sofrimento existencial[1]. Alguns estudos indicam que os distúrbios psiquiátricos são comuns nos pacientes com câncer, e a prevalência de transtornos de ansiedade e transtornos depressivos estão em cerca de 10% e 15%, respectivamente. Indivíduos com doenças graves e potencialmente fatais podem experimentar uma síndrome de desmoralização, caracterizada por um estado de sofrimento existencial que causa sentimentos de desesperança, falta de sentido da vida e sensação de pleno fracasso. A síndrome de desmoralização pode afetar entre 13% e 18% dessa população e está associada a piora da qualidade de vida, comprometimento funcional e ideação suicida[2].

SOFRIMENTO EXISTENCIAL E SENTIDO DA VIDA

O sofrimento existencial está vinculado ao sentido da vida, à forma como o indivíduo lida com os outros, com os acontecimentos da sua vida, sua biografia, e muitas vezes surge no contexto de uma doença grave, pois nesses momentos os valores importantes da vida ficam ameaçados e o indivíduo perde a capacidade de encontrar sentido em continuar vivendo[3]. A proximidade da morte pode trazer dualidade. Por um lado, o paciente pode encontrar novos sentidos capazes de consolidar valores e princípios; por outro lado, o sofrimento pode ser tão intenso que leva à tentativa de suicídio como forma de aliviar a dor[3]. Com o sofrimento muito intenso e refratário, a sedação paliativa torna-se uma medida que pode ser usada para o controle desse sintoma[4].

CUIDADO PALIATIVO E ABORDAGENS TRADICIONAIS

O cuidado paliativo é uma abordagem que tem como objetivo melhorar a qualidade de vida de pacientes e familiares, que enfrentam problemas decorrentes de doenças potencialmente fatais, por meio da prevenção e do alívio do sofrimento por meio da identificação precoce, avaliação e tratamento impecáveis da dor e de outros problemas físicos, psicossociais e espirituais[5]. Por esse motivo, profissionais que trabalham nessa área devem estar preparados para cuidar do sofrimento decorrente desse momento da vida dos pacientes e de seus entes queridos.

Apesar de o sofrimento existencial ser reconhecido como uma fonte importante de sofrimento para pacientes que enfrentam doenças potencialmente fatais, ele pode influenciar o desejo deles de acelerar a morte ou até de tirar a própria vida. Os tratamentos baseados em evidências para o controle dessa condição permanecem limitados: os tratamentos farmacológicos para sintomas depressivos são menos eficazes em pacientes com doenças ameaçadoras de vida do que na população em geral, e as intervenções psicoterapêuticas direcionadas demonstram apenas benefícios leves[6].

PSICOTERAPIA ASSISTIDA COM PSICODÉLICOS

As psicoterapias assistidas com psicodélicos (PAP) podem ser tratamentos potentes para pacientes que enfrentam sofrimento existencial no contexto de cuidados paliativos. Essas terapias aplicam abordagens psicoterapêuticas a estados alterados de consciência produzidos por agentes como a psilocibina, a 3,4-metilenodioximetanfetamina (MDMA) ou a cetamina[6]. Ensaios-piloto com cetamina e MDMA sugerem reduções no sofrimento associado a doenças potencialmente fatais. Embora a base de evidências ainda aguarde ensaios confirmatórios maiores, esses resultados encorajadores de estudos de fase 2 trouxeram discussões sobre a medicina psicodélica para os pacientes em cuidados paliativos. Ao mesmo tempo, o estigma em torno dos psicodélicos persiste, apesar do seu perfil de segurança favorável em comparação com substâncias controladas classificadas de modo semelhante[6]. Ensaios clínicos usando psilocibina demonstraram redução da depressão, ansiedade e medo da morte em pacientes com ansiedade ou depressão associada ao câncer; os benefícios persistem em 60-80% dos sobreviventes em 6 meses de acompanhamento[6].

HISTÓRICO E ESTUDOS SOBRE PSICODÉLICOS EM CUIDADOS PALIATIVOS

A ideia de usar psicodélicos para aliviar o sofrimento existencial causado pela proximidade da morte foi introduzida pelo escritor britânico Aldous Huxley. Em seu leito de morte, em 1963, ele solicitou para sua esposa duas doses de dietilamida do ácido lisérgico (LSD) e, após o uso dessa medicação, ele morreu de forma tranquila.

Em 1964, Kast e Collins conduziram um ensaio que comparou o efeito analgésico do LSD com o opioide em 50 pacientes com doença terminal e dor intensa. Nesse estudo eles concluíram que, embora a redução da dor induzida pelo LSD tenha ocorrido de forma mais lenta, seus efeitos foram mais duradouros. Além do efeito analgésico, os pesquisadores observaram que os pacientes que usaram o LSD se mostravam com atitudes mais abertas e positivas em relação à sua condição de saúde.

Em um outro estudo subsequente realizado por Kast com LSD em pacientes com câncer terminal, foi relatado que 89% deles obtiveram "*insights* valiosos". No terceiro estudo, com 128 pacientes pré-terminais (morte prevista dentro de 1 a 2 meses), foi dada mais ênfase à preparação do paciente para a sessão psicodélica. Após o tratamento com LSD, os pacientes experimentaram menos dor, melhora do humor, atitudes mais positivas perante a vida e menos sofrimento relacionado à doença e à morte.

Nos anos subsequentes, foram feitos vários estudos comparáveis nos quais o LSD foi administrado como um complemento à psicoterapia em pacientes com doenças terminais, relatando novamente resultados promissores. No entanto, essa linha de investigação foi abruptamente interrompida após a proibição mundial dos psicodélicos, em 1968[7].

Há alguns estudos mais recentes e focados em depressão e ansiedade no final da vida em pacientes de cuidados paliativos. Um deles foi realizado em Nova York e envolveu 29 pacientes, com uso da psilocibina, randomizado, duplo-cego, controlado por placebo ativo. Houve melhora de 83% no grupo terapêutico contra 14% no grupo controle, com efeito extremamente rápido (em 1 dia, apenas). Os efeitos antidepressivos encontrados foram mantidos após 6 meses.

Outro estudo com a psilocibina foi realizado na Universidade Johns Hopkins e envolveu 56 pacientes com câncer em estágio terminal. O estudo foi randomizado, duplo-cego e controlado por placebo e teve como resultado melhora do humor, qualidade de vida e ansiedade em 80% dos que usaram a dose terapêutica de psilocibina, com efeitos persistentes em 6 meses; os efeitos colaterais foram leves e transitórios. Apesar de os resultados serem encorajadores, ainda há necessidade de estudos maiores e mais robustos[8].

Já em relação à cetamina, os estudos mais atuais que investigaram o uso desse medicamento em cuidados paliativos analisaram sua eficácia isoladamente, isto é, sem intervenções psicoterapêuticas. Em um estudo, os pacientes em cuidados paliativos receberam 0,5 mg/kg de cetamina oral diariamente durante 28 dias e demonstraram redução rápida e significativa nos níveis de depressão e ansiedade. Além disso, duas análises retrospectivas observaram mudanças psicológicas em pacientes em cuidados paliativos hospitalizados que receberam cetamina, com melhora significativa na ansiedade e no bem-estar.

Podem-se listar ainda quatro ensaios clínicos randomizados analisando uma dose única de cetamina intravenosa (0,25-0,5 mg/kg) em pacientes com doença grave – 3 deles usaram a cetamina no intraoperatório de doenças relacionadas ao câncer. Todos esses estudos demonstraram melhora importante na depressão e na tendência suicida, com manutenção dessa melhora até 1 mês após a administração do medicamento[9].

Em geral, pode-se dizer que o tratamento com cetamina se mostrou promissor para reduzir sintomas de ansiedade e depressão em pacientes com doenças terminais, mas os efeitos foram temporários, e mais pesquisas são necessárias. O Quadro 1 resume as principais características e achados de alguns estudos que avaliaram os efeitos da cetamina em indivíduos sob cuidados paliativos.

Alguns pesquisadores sugerem ainda que as experiências de pico psicodélico induzidas pela cetamina podem contribuir para o seu efeito antidepressivo, porém alguns estudos que administraram cetamina a pacientes anestesiados (anulando os efeitos psicodélicos agudos) relataram efeitos de curto prazo sobre a depressão, indicando que a experiência psicodélica não é necessária para o seu efeito sobre a depressão.

Ainda assim, os efeitos psicodélicos da cetamina podem facilitar o processo terapêutico, pois a vivência de estados não ordinários de consciência pode favorecer a abordagem de aspectos psicossociais, relacionados aos sintomas depressivos e ansiosos, assim como questões existenciais e espirituais, que podem surgir em pacientes que sofrem de doenças graves e ameaçadoras da vida[8].

PERSPECTIVAS FUTURAS E DESAFIOS

É preciso lembrar que a ação dos antidepressivos é lenta, por isso os pacientes podem demorar de semanas a meses até terem melhora dos sintomas de depressão e ansiedade, tempo que essas pessoas podem não ter ou não conseguir suportar. É importante desenvolver tratamentos alternativos para depressão, ansiedade e sofrimento existencial em pacientes com doenças potencialmente fatais, e a psicoterapia assistida com cetamina pode auxiliar os pacientes em cuidados paliativos a melhorar sua qualidade de vida[7].

Muitos pacientes em cuidados paliativos, principalmente aqueles em fim de vida, apresentam sofrimento existencial, e na maioria dos casos o único

QUADRO 1 Panorama de alguns estudos clínicos que avaliaram o uso de cetamina em cuidados paliativos

Estudo	População	Intervenção	Resultado
Kolp et al. (2007)	Pacientes de *hospice* com ansiedade de morte (n = 2)	Psicoterapia aprimorada com cetamina (150 mg, IM)	Em um paciente, houve redução da dor e dos ataques de pânico após uma semana, que durou pelos meses restantes de vida do paciente. O outro paciente, usuário de múltiplas substâncias, teve uma experiência muito negativa, não notou resultados positivos e recusou tratamento psicoterapêutico adicional.
Irwin et al. (2013)	Pacientes deprimidos e/ou ansiosos recebendo cuidados paliativos (n = 14)	28 administrações diárias contínuas de cetamina oral (0,5 mg/kg)	Todos os pacientes mostraram respostas estatisticamente significativas na ansiedade e na depressão. Os efeitos significativos do tratamento emergiram após 3 dias para a ansiedade e após 14 dias para a depressão, permanecendo significativos até o último dia de tratamento.
Iglewicz et al. (2015)	Pacientes deprimidos em cuidados paliativos (n = 31)	Múltiplas doses de cetamina (0,5 mg/kg). Uma dose diária (n = 22), duas doses diárias (n = 5) ou três doses diárias durante 7 dias (n = 4), administradas por via oral (n = 29), subcutânea (n = 1) ou ambas (n = 1)	Nos primeiros 3 dias após a dose inicial, 93% dos pacientes tiveram efeito positivo na Escala de Impressão Clínica Global (GCI). Esse efeito foi mantido em 80% dos pacientes após 4 a 7 dias e em 60% após 8 dias a 3 semanas. Em muitos casos, os efeitos do tratamento ocorreram dentro de 1 dia após a primeira dose.

(continua)

QUADRO 1 Panorama de alguns estudos clínicos que avaliaram o uso de cetamina em cuidados paliativos *(continuação)*

Estudo	População	Intervenção	Resultado
Fan et al. (2017)	Pacientes com ideação suicida e depressão, com diagnóstico recente de câncer (n = 47)	Dose única de cetamina IV (0,5 mg/kg; n = 20) ou midazolam (0,5 mg/kg; n = 17)	No primeiro dia, houve efeito significativo da cetamina em comparação com o midazolam na ideação suicida e na depressão. No terceiro dia, o efeito sobre a ideação suicida permaneceu significativo, enquanto não houve diferença na depressão. No sétimo dia, ambos os efeitos não eram mais significativos. Não foram relatados efeitos adversos graves.
Xu et al. (2017)	Pacientes com depressão e câncer de mama submetidos à mastectomia (n = 50)	Dose IV intraoperatória de cetamina (0,5 mg/kg; n = 25) ou placebo (salina isotônica 0,5 mg/kg; n = 25)	No primeiro e terceiro dias pós-operatórios, as pontuações de depressão no grupo da cetamina foram significativamente mais baixas em comparação com o grupo controle. Esse efeito não foi mais significativo no sétimo dia. Não foram relatados efeitos adversos graves.
Wang et al. (2020)	Pacientes com depressão leve a moderada, com câncer cervical que receberam histerectomia (n = 417)	Um grupo controle (salina, n = 105), um grupo de cetamina racêmica IV (0,5 mg/kg, n = 104), um grupo de S-cetamina de alta dose IV (0,5 mg/kg, n = 104) e um grupo de S-cetamina de baixa dose IV (0,25 mg/kg, n = 104)	As pontuações de depressão após 1, 2 e 3 dias diminuíram significativamente mais em todos os grupos de tratamento do que no grupo controle. Essa diminuição foi maior no grupo de S-cetamina de alta dose, enquanto não houve diferença significativa entre os grupos de cetamina racêmica e S-cetamina de baixa dose. Após 5 e 7 dias, as pontuações de depressão eram baixas em todos os quatro grupos, sem diferenças significativas entre os grupos. Não foram relatados efeitos adversos graves.

(continua)

QUADRO 1 Panorama de alguns estudos clínicos que avaliaram o uso de cetamina em cuidados paliativos *(continuação)*

Estudo	População	Intervenção	Resultado
Liu et al. (2020)	Pacientes com depressão leve a moderada, com câncer de mama que receberam mastectomia (n = 303)	Placebo (salina; n = 100), cetamina racêmica IV (0,125 mg/kg, n = 102) ou S-cetamina IV (0,125 mg/kg, n = 101)	Após 3 dias, 1 semana e 1 mês, as pontuações de depressão foram significativamente mais baixas nos grupos de cetamina em comparação com o controle, com efeitos significativamente maiores para a S-cetamina do que para a cetamina racêmica. As diferenças entre os grupos não foram mais significativas após 3 meses. Não foram relatados efeitos adversos graves.
Falk et al. (2020)	Pacientes em cuidados paliativos (n = 16)	Uma única injeção IV de cetamina (0,5 mg/kg, n = 8), comparada a um grupo controle pareado que recebeu o mesmo tratamento paliativo sem cetamina (n = 8)	Eles encontraram um efeito significativo na ansiedade, com redução maior no grupo da cetamina, mas não houve efeitos significativos na depressão ou na dor. Não foram relatados eventos adversos graves.

Fonte: elaborado com base em Schimmel et al., 2022[7].

tratamento disponível no Brasil é a sedação paliativa. Por mais adequada técnica e eticamente, a sedação paliativa priva o paciente do contato com familiares e amigos. Apesar da necessidade de mais estudos, a cetamina pode ser uma ferramenta bastante útil no controle do sofrimento existencial e uma forma de adiar ou mesmo evitar a sedação paliativa.

CONSIDERAÇÕES FINAIS

O sofrimento existencial em pacientes com doenças avançadas, progressivas e incuráveis representa um desafio significativo, tanto para os pacientes quanto para os profissionais de saúde. Embora a sedação paliativa tenha sido uma abordagem tradicional para o alívio de sintomas físicos e emocionais, novas alternativas, como a psicoterapia assistida com cetamina e outros psicodélicos, oferecem promissoras opções para o controle do sofrimento existencial e espiritual. Essas opções são particularmente valiosas diante da escassez, ou até ausência, de condutas eficazes nesse âmbito. Apesar de ainda estarem em fase de estudos, esses tratamentos emergentes demonstram grande potencial para melhorar a qualidade de vida dos pacientes, proporcionando alívio do sofrimento e, assim, evitando a necessidade da sedação paliativa. Com mais pesquisas e uma compreensão mais profunda dessas terapias, os cuidados paliativos poderão evoluir para oferecer alternativas mais humanas e eficazes àqueles que enfrentam a proximidade da morte.

REFERÊNCIAS BIBLIOGRÁFICAS

1. Schimmel N, Breeksema JJ, Veraart J, Van Den Brink W, Schoevers RA. Psychedelica bij existentieel lijden bij patiënten met een terminale ziekte. Tijdschr Psychiatr. 2006;62(8):659-68.
2. Jing X, Hoeh NR, Menkes DB. Psychedelic medicines for end-of-life care: Pipeline clinical trial review 2022. Palliat Support Care. 2023;21(4):697-704.
3. Kovács MJ. Sofrimento existencial. In: Castilho RK, Silva VCS, Pinto CS, editores. Manual de cuidados paliativos da Academia Nacional de Cuidados Paliativos (ANCP). 3.ed. Rio de Janeiro: Atheneu; 2021. p. 550-2.
4. Cherny NI, Radbruch L, Chasen M, Coyle N, Charles D, Dean M, et al. European Association for Palliative Care (EAPC) recommended framework for the use of sedation in palliative care. Palliat Med. 2009;23(7):581-93.
5. World Health Organization. Palliative care – the essential facts. [Internet]. 2020. [acesso em janeiro de 2025]. Disponível em: https://cdn.who.int/media/docs/default-source/integrated-health-services-(ihs)/palliative-care/palliative-care-essential-facts.pdf?sfvrsn=c5fed6dc_1 (Acesso em: 13 fev 2025).

6. Niles H, Fogg C, Kelmendi B, Lazenby M. Palliative care provider attitudes toward existential distress and treatment with psychedelic-assisted therapies. BMC Palliat Care. 2021;20(1):191.
7. Schimmel N, Breeksema JJ, Smith-Apeldoorn SY, Veraart J, van den Brink W, Schoevers RA. Psychedelics for the treatment of depression, anxiety, and existential distress in patients with a terminal illness: a systematic review. Psychopharmacology (Berl). 2022;239(1):15-33.
8. Meikle SE, Liknaitzky P, Rossell SL, Ross M, Strauss N, Thomas N, et al. Psilocybin-assisted therapy for depression: How do we advance the field? Aust N Z J Psychiatry. 2020;54(3):225-31.
9. Nigam K, Curseen KA, Beaussant Y. Psychedelics and related pharmacotherapies as integrative medicine for older adults in palliative care. Clin Geriatr Med. 2023;39(3):423-36.

7

O uso da cetamina no controle da dor total

Ellen Cristina Natal Valentim
Silvia Maria Machado Tahamtani
Angela Maria Sousa
Alessandro Gonçalves Campolina

RESUMO

O conceito de "dor total", criado por Cicely Saunders, refere-se ao sofrimento multidimensional em pacientes terminais, englobando aspectos físicos, psicológicos, sociais e espirituais. A cetamina tem sido estudada como potencial tratamento para esse tipo de dor, atuando não apenas como analgésico, mas também com efeitos antidepressivos e dissociativos que aliviam o sofrimento emocional e existencial. Estudos mostram que, em doses subanestésicas, a cetamina reduz efetivamente a dor e melhora sintomas depressivos, apesar de efeitos de curta duração e resultados variados. Seu uso exige acompanhamento multidisciplinar para monitorar riscos e maximizar benefícios, visando à melhor qualidade de vida do paciente.

INTRODUÇÃO

O termo "dor total" foi criado por Cicely Saunders (1918-2005), médica inglesa reconhecida como a fundadora do movimento moderno de cuidados paliativos, em meados do século passado[1]. Pioneira na atenção a pacientes em fase final de vida, Saunders tinha também formação prévia em enfermagem e assistência social, o que favoreceu sua percepção de que a dor de um indivíduo que está morrendo é uma experiência avassaladora e não apenas manifestação física, mas também psicológica, social e espiritual[1].

A introdução do termo na prática médica aconteceu em 1964, baseada na reflexão sobre a fala de uma paciente, quando, após ter sido questionada sobre sua dor respondeu: "*All of me is wrong*". Ao se deter mais tempo em avaliar tais pacientes, a médica percebeu que estes traziam, junto de si, muito sofrimento associado, como a sensação de que eram "abandonados" pelos seus médicos quando não havia mais tratamento curativo disponível[1].

O conceito de "dor total" reflete a abordagem holística de Saunders aos cuidados de fim de vida, e a definição atual da Organização Mundial da Saúde (OMS) associa cuidados paliativos à avaliação e ao tratamento da dor e de outros problemas, físicos, psicossociais e espirituais. Isso facilitou aos profissionais a compreensão de que certas emoções, como medo, tristeza e arrependimento, são vivenciadas fisicamente, afetando o modo como expressamos a dor. A dor incorporada é indissociável do impacto emocional do diagnóstico da doença terminal[2] (Figura 1).

Nesse contexto de "dor total", é importante destacar que alguns pacientes são incapazes de compreender a finalidade e as consequências de perdas decorrente da doença e evitam excessivamente as lembranças, à medida que mergulham em ondas de intensa emoção. Ficam refletindo sobre tais circunstâncias, preocupam-se com suas consequências ou evitam excessivamente lembrá-las, vivenciando um luto complicado. Tais pessoas precisam de suporte, e os médicos precisam saber reconhecer os sintomas para prestarem a ajuda necessária[3].

USO DA CETAMINA NO CONTROLE DA DOR TOTAL

Cetamina e impactos psicológicos

A dor psicológica, que envolve angústia, ansiedade e depressão, é uma parte integral da "dor total". Pacientes com doenças crônicas ou terminais frequentemente vivenciam sobrecarga emocional, que pode agravar a percepção da dor física. Nesses casos, a cetamina tem um papel duplo. Além de suas propriedades analgésicas, estudos mais recentes têm mostrado sua eficácia como antidepressivo de ação rápida, especialmente em casos de depressão resistente ao tratamento. Ao melhorar o humor e reduzir a ansiedade, a cetamina pode proporcionar uma melhoria significativa na qualidade de vida dos pacientes, diminuindo a sensação de desespero e isolamento que frequentemente acompanham o sofrimento prolongado[2,4].

Dor social e dissociação induzida pela cetamina

A dor social está relacionada à perda de funções, ao isolamento social e à preocupação com o impacto da doença sobre a família. Pacientes podem

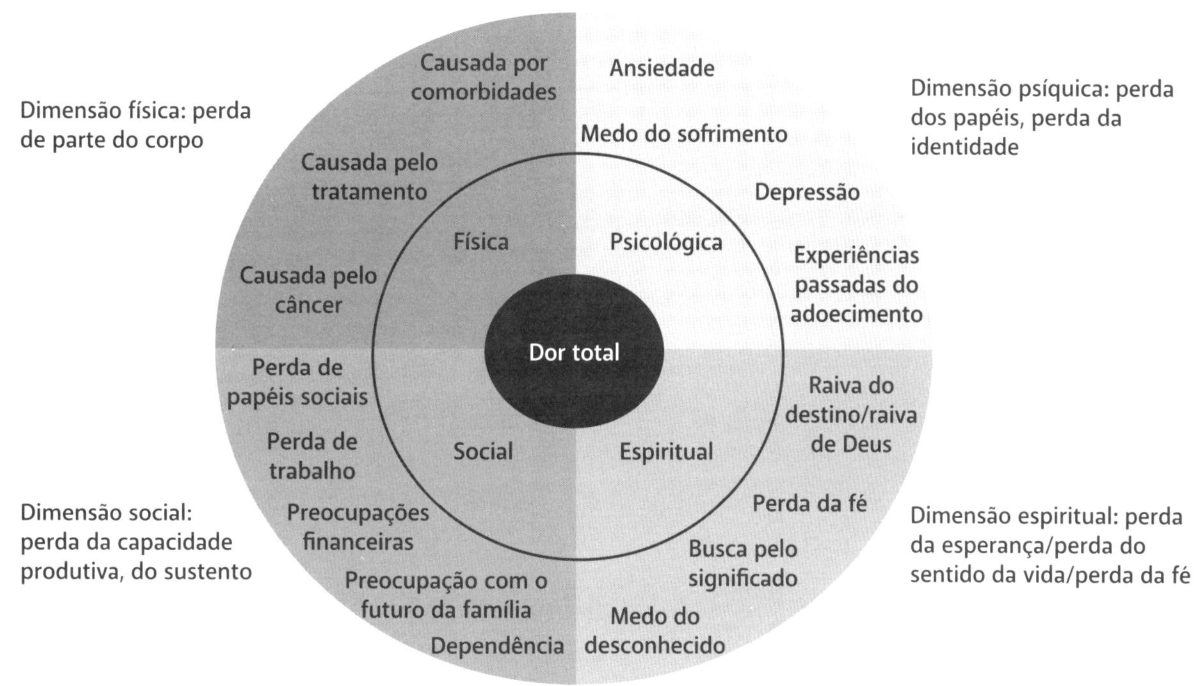

FIGURA 1 Dimensões da dor total.

Fonte: adaptada de Shear, 2012[3].

se sentir incapazes de manter seus papéis sociais, agravando o sofrimento. A cetamina, com suas propriedades dissociativas, pode fornecer uma espécie de "distanciamento emocional", aliviando temporariamente a carga do sofrimento social. Essa dissociação, que ocorre em doses subanestésicas, pode permitir que os pacientes processem melhor seu estado emocional e diminuam temporariamente o peso da sua angústia, facilitando um enfrentamento mais equilibrado da doença[3-5].

Dimensão espiritual: cetamina e sofrimento existencial

A dor espiritual é a que mais desafia o manejo terapêutico. Envolve questionamentos profundos sobre o sentido da vida, a morte e o sofrimento. Pacientes terminais, em especial, podem enfrentar uma profunda crise existencial. A cetamina, ao induzir estados dissociativos ou mesmo experiências "transcendentais" em alguns casos, tem sido relatada como facilitadora de reflexões profundas sobre existência, permitindo aos pacientes encontrarem paz ou aceitação em relação à morte iminente. Em um contexto controlado e com suporte psicológico adequado, esses estados podem proporcionar uma reconciliação com o sentido de vida e de morte, reduzindo o sofrimento espiritual[5-7].

EVIDÊNCIAS CIENTÍFICAS SOBRE O USO DE CETAMINA PARA O TRATAMENTO DA DOR TOTAL

Estudos especificamente desenhados para a abordagem da "dor total" com o uso de cetamina são difíceis de serem encontrados na literatura científica. Entretanto, estudos voltados para a população com doença oncológica, em que a avaliação da eficácia da cetamina no manejo de diversos sintomas associados à dor é realizada, podem trazer uma aproximação do seu impacto relativo à redução da "dor total".

Uma revisão sistemática avaliou o uso de cetamina no tratamento da dor em pacientes com câncer, com foco na eficácia e segurança do fármaco[8]. Os principais achados indicam que a cetamina, administrada em doses subanestésicas, reduz de forma significativa a dor, com diminuição nas pontuações de dor na escala visual analógica (EVA) até 2 dias após o fim do tratamento. A cetamina também demonstrou eficácia quando administrada por analgesia epidural controlada pelo paciente, reduzindo tanto a necessidade de morfina em 24 horas[8].

Além disso, os eventos adversos foram significativamente menores no grupo que usou cetamina, com reduções em sintomas como náusea, vômito, constipação, prurido, letargia, retenção urinária, alucinações e depressão respiratória. No aspecto psiquiátrico, a cetamina mostrou redução nas pontuações da escala de depressão de Hamilton, aliviando sintomas depressivos[8].

Em outro estudo, também com foco na doença oncológica, os autores realizaram uma revisão que incluiu 21 ensaios clínicos randomizados, todos avaliados como de qualidade boa ou razoável[9]. Observou-se que a administração intravenosa de cetamina foi eficaz no controle da dor pós-operatória, especialmente quando combinada com outros analgésicos, como a morfina, resultando em melhorias significativas nas pontuações de dor e na redução do consumo de morfina. No entanto, a cetamina mostrou-se menos eficaz para o manejo da dor crônica, com poucos efeitos significativos na redução da dor ou necessidade de morfina em casos de dor neuropática ou neuropatia induzida por quimioterapia. Os resultados mostraram que a eficácia da cetamina parece variar de acordo com fatores como dose, via de administração e características dos pacientes[9].

Já em outra revisão sistemática, que avalia a comorbidade de dor e depressão em pacientes com câncer, a proximidade do construto de "dor total" é ainda maior[10]. Nesse estudo, a eficácia de doses subanestésicas de cetamina foi testada para tratar pacientes com dor crônica ou aguda associada à depressão comórbida. Estudos e relatos de casos indicaram que a cetamina pode melhorar os sintomas de dor e depressão, embora a duração dos efeitos varie. Dos sete estudos clínicos sobre dor crônica, três apontaram melhora tanto na dor quanto na depressão, três relataram melhora em apenas uma das condições, e um estudo não encontrou benefícios em nenhuma das comorbidades. Nos sete estudos sobre dor aguda, quatro mostraram melhorias em ambas as condições e três observaram melhorias apenas em um dos sintomas[10].

Em relação aos casos clínicos e estudos observacionais, a maioria (10 de 12 casos clínicos e 2 de 3 estudos observacionais) relatou melhora nos escores de dor e depressão após o tratamento com cetamina, mas com durações variáveis dos efeitos. Apesar de as evidências iniciais sugerirem que a cetamina é eficaz, a revisão destacou que a quantidade e heterogeneidade dos estudos são limitações para conclusões definitivas[10].

Alguns estudos primários também reforçam o potencial terapêutico da cetamina em sofrimentos psicoemocionais relacionados à "dor total". Em um estudo de casos, os autores relataram dois casos de pacientes em cuidados paliativos com ansiedade relacionada à morte que receberam psicoterapia assistida com cetamina (150 mg via intramuscular)[11]. Em um dos casos, o paciente experimentou redução da dor e dos ataques de pânico 1 semana após o tratamento, com efeitos que duraram pelos meses restantes de vida. No segundo caso, um paciente com histórico de uso intenso de múltiplas substâncias teve uma experiência muito negativa, sem resultados positivos, e se recusou a continuar o tratamento psicoterapêutico[11].

Outros estudos primários também revisaram o uso de cetamina para tratar sintomas depressivos e ansiosos em pacientes com doenças terminais. Iglewicz et al. realizaram um estudo retrospectivo com 31 pacientes em cuidados paliativos com depressão, que receberam cetamina (0,5 mg/kg) oral ou subcutânea em doses diárias por até 7 dias[12]. Nos primeiros 3 dias, 93% dos pacientes mostraram melhora na escala de impressão clínica global, com efeitos mantidos em 80% dos pacientes de 4 a 7 dias, e em 60% de 8 dias a 3 semanas. Os efeitos se iniciaram em até 1 dia após a primeira dose, e não foram observados efeitos adversos graves[12].

Fan et al. compararam uma dose única de cetamina intravenosa (0,5 mg/kg) com midazolam (0,5 mg/kg) em 37 pacientes com diagnóstico recente de câncer[13]. No primeiro dia, a cetamina reduziu significativamente a ideação suicida e a depressão em comparação com o midazolam; o efeito na ideação suicida permaneceu significativo até o terceiro dia, mas o efeito antidepressivo diminuiu. Eventos adversos graves não foram relatados[13].

Já Falk et al. realizaram uma análise retrospectiva de 8 pacientes em cuidados paliativos que receberam uma única injeção de cetamina intravenosa (0,5 mg/kg), comparados com 8 pacientes que não receberam cetamina[14]. O grupo da cetamina apresentou redução significativa da ansiedade, mas não houve diferença significativa em depressão ou dor entre os grupos. Nenhum evento adverso grave foi relatado[14].

De maneira geral, esses estudos indicam que a cetamina pode ser eficaz na redução rápida de ansiedade e sintomas depressivos em pacientes em cuidados paliativos, embora os efeitos possam ser de curta duração e variem conforme o paciente. Esses efeitos terapêuticos, em conjunto com sua ação analgésica demonstrada em diversos estudos, ressaltam um potencial terapêutico a ser considerado em sinergia com psicoterapias destinadas ao paciente com "dor total".

CONSIDERAÇÕES ÉTICAS E CUIDADOS NO USO DA CETAMINA

O uso da cetamina no manejo da "dor total" deve ser cuidadosamente avaliado. Embora essa abordagem terapêutica ofereça benefícios significativos, especialmente em pacientes refratários a outras terapias[7], seu uso não está isento de riscos. Os efeitos colaterais, bem como as alucinações decorrentes do uso e a dissociação excessiva, devem ser monitorados e acompanhados por profissionais de saúde habilitados no manejo dessas condições[5,6]. Além disso, é fundamental que o uso da cetamina seja integrado a uma abordagem multidisciplinar, com suporte psicológico e social adequado. O paciente deve ser informado de maneira clara sobre os benefícios e potenciais efeitos adversos, garantindo que o uso da cetamina seja sempre voltado para a melhoria da qualidade de vida.

CONSIDERAÇÕES FINAIS

A cetamina, quando utilizada criteriosamente, é uma ferramenta poderosa no manejo da "dor total". Suas prioridades analgésicas, antidepressivas e dissociativas permitem um tratamento mais completo do sofrimento global do paciente, atendendo às suas necessidades físicas, emocionais, sociais e espirituais. No entanto, como qualquer intervenção médica, seu uso deve ser personalizado, baseado em uma avaliação cuidadosa do perfil do paciente[7], sempre integrado a uma abordagem multidisciplinar que considere todas as facetas da dor total.

REFERÊNCIAS BIBLIOGRÁFICAS

1. Wood J. Cicely Saunders, 'Total Pain' and emotional evidence at the end of life. Med Humanit. 2022;48(4):411-20.
2. Kamal AH, Hui D, Abernethy AP. What is the fourth dimension of symptoms? A review of the concept of total pain. J Pain Symptom Manage. 2014;47(4):772-85.
3. Shear MK. Grief and mourning gone awry: pathway and course of complicated grief. Dialogues Clin Neurosci. 2012;14(2):119-28.
4. Schoevers RA, Chaves TV, Balukova SM, Rot MAH, Kortekaas R. oral ketamine for the treatment of pain and depression: a systematic review. J Clin Psychiatry. 2016;77(8):e1055-e106.
5. Mansour GA. Ketamine analgesia and psydhedelia: can we dissociate dissociation? Anesthesiology. 2022;136:675-7.

6. Olofsen E, Kamp J, Henthorn TK, van Velzen M, Niesters M, Sarton E, et al. Ketamine psychedelic and antinociceptive effects are connected. Anesthesiology. 2022;136:792-801.
7. McNicol ED, Strassels SA, Goudas LC, Lau J, Carr DB. Nonopioid drugs for pain management in patients with cancer: a systematic review. J Clin Oncol. 2013;32(15):1473-81.
8. Jiao J, Fan J, Zhang Y, Chen L. Efficacy and safety of ketamine to treat cancer pain in adult patients: a systematic review. J Pain Symptom Manage. 2024;67(3):e185-e210.
9. Azari L, Hemati H, Tavasolian R, Shahdab S, Tomlinson SM, Babilonia MB, et al. The efficacy of ketamine for acute and chronic pain in patients with cancer: a systematic review of randomized controlled trials. Healthcare (Basel). 2024;12(16):1560.
10. Balachandran A, Tassone VK, Adamsahib F, Di Passa AM, Kuburi S, Demchenko I, et al. Efficacy of ketamine for comorbid depression and acute or chronic pain: A systematic review. Front Pain Res (Lausanne). 2022;3:1022767.
11. Kolp E, Young MS, Friedman H, Krupirsky E, Jansen K, O'Connor L-A. Ketamine--enhanced psychotherapy: preliminary clinical observations on its effects in treating death anxiety. Int J Transpers Stud. 2007;26:1-17.
12. Iglewicz A, Morrison K, Nelesen RA, Zhan T, Iglewicz B, Fairman N, et al. Ketamine for the treatment of depression in patients receiving hospice care: a retrospective medical record review of thirty-one cases. Psychosomatics. 2015;56(4):329-37.
13. Fan W, Yang H, Sun Y, Zhang J, Li G, Zheng Y, et al. Ketamine rapidly relieves acute suicidal ideation in cancer patients: a randomized controlled clinical trial. Oncotarget. 2017;8(2):2356-60.
14. Falk E, Schlieper D, Van Caster P, Lutterbeck MJ, Schwartz J, Cordes J, et al. A rapid positive influence of S-ketamine on the anxiety of patients in palliative care: a retrospective pilot study. BMC Palliative Care. 2020;3(19):1.

8

Depressão unipolar e bipolar & psicoterapia assistida com cetamina

Patrícia Skolaude Dini
Roberta Kovac
Rosana Ramos de Freitas

RESUMO

A depressão afeta mais de 300 milhões de pessoas e é a principal causa de incapacidade no mundo, segundo a OMS. Este capítulo visa explorar os conceitos vigentes sobre transtorno depressivo maior (TDM), depressão resistente ao tratamento (DRT) e depressão bipolar, além de discutir evidências científicas relacionadas ao uso da cetamina, suas potencialidades, fatores limitantes e a combinação da cetamina com psicoterapia para a abordagem desses quadros clínicos.

INTRODUÇÃO

Segundo a Organização Mundial da Saúde (OMS), a depressão acomete mais de 300 milhões de pessoas ao redor do mundo e segue como a doença mais incapacitante da atualidade. O DSM-5-TR (*Manual Diagnóstico e Estatístico de Transtornos Mentais*, 5ª edição, Texto Revisado), define a depressão como TDM e é diagnosticada com base em critérios que envolvem sintomas, duração e impacto funcional. Além disso, requer a presença de pelo menos 5 sintomas durante 2 semanas, um deles humor deprimido ou anedonia. Outros sintomas incluem alterações no apetite ou sono, fadiga, sentimentos de culpa ou inutilidade, dificuldade de concentração e pensamentos suicidas. Esses sintomas devem causar sofrimento significativo ou prejudicar a vida social e ocupacional. O diagnóstico exclui causas por substâncias, condições médicas ou outros transtornos mentais. Especificadores como características ansiosas ou melancólicas ajudam a refinar o quadro clínico.

Já na Classificação Internacional de Doenças 11ª edição (CID-11), a TDM é classificada em dois grandes grupos, episódio único (e suas especificações) e transtorno depressivo recorrente. **1. Episódio único leve** (pouca dificuldade em conduzir as atividades cotidianas e pouco prejuízo nos âmbitos social, laboral, conjugal etc.) **2. Episódio único moderado sem sintomas psicóticos** (dificuldade considerável nos diversos âmbitos vitais, mas ainda com capacidade funcional em algumas áreas da vida e ausência de alucinações e delírios). **3. Episódio único moderado com sintomas psicóticos** (critérios semelhantes aos do episódio moderado, porém com alucinações e delírios). **4. Episódio único grave sem sintomas psicóticos** (incapacidade funcional nas mais diferentes áreas da vida, sem alucinações e delírios). **5. Episódio único grave com sintomas psicóticos** (quadro semelhante ao episódio único grave, porém com alucinações e delírios). O segundo grupo é do **transtorno depressivo recorrente**, que se caracteriza por pelo menos dois episódios depressivos com intervalo de vários meses entre eles, sem alterações significativas de humor. A CID-11 também permite especificar diferentes características do transtorno, como ansiedade, psicose ou traços melancólicos, o que oferece um panorama mais detalhado do quadro clínico vigente.

Englobando esse desafio clínico, encontra-se um ainda maior: a DRT. Segundo o estudo STAR*D[1] (*Sequenced Treatment Alternatives to Relieve Depression*), embora muitos pacientes possam responder ao tratamento com diferentes classes de antidepressivos e outras estratégias terapêuticas, proporção significativa (entre 20 e 30%) dos pacientes com depressão maior segue sem resposta clínica mesmo após múltiplas intervenções.

Vale mencionar que a DRT como conceito não foi explicitamente mencionada como um diagnóstico pela CID-11 nem pelo DSM-5, mas foi descrita em 1996 por Fava & Davidson como um quadro relacionado a não resposta a doses terapêuticas de antidepressivos administrados continuamente por pelo menos 6 semanas. Em 2020, outro grupo de pesquisadores[2] descobriu que não existia uma definição de consenso para DRT. A definição mais comum exigia um mínimo de duas falhas de tratamento na vigência de dose e duração adequadas. Nessa revisão sistemática, nenhum consenso surgiu sobre a definição de adequação de dose ou duração, o que sugere maior discussão para uma padronização e aplicação nas pesquisas para esses quadros de difícil resposta terapêutica.

O transtorno bipolar é uma condição psiquiátrica complexa, caracterizada por oscilações entre episódios de mania ou hipomania e depressão, conforme definido pelo DSM-5-TR. O diagnóstico diferencial distingue o transtorno bipolar tipo 1, que envolve episódios maníacos, do tipo 2, que requer episódios hipomaníacos e depressão maior. Essa condição está associada a uma expectativa de vida reduzida em razão de fatores como uso de substâncias, doenças cardiovasculares e suicídio, e o diagnóstico frequentemente leva de 6 a 10 anos para ser estabelecido.

O tratamento da depressão bipolar demanda uma abordagem abrangente, integrando tratamento medicamentoso e psicossocial e mudanças no estilo de vida. As opções farmacológicas são limitadas a anticonvulsivantes e antipsicóticos e apresentam limitações significativas, incluindo início de ação tardio e efeitos adversos graves, e o uso de antidepressivos é controverso devido ao risco de instabilidade do humor. A eletroconvulsoterapia (ECT) pode ser uma alternativa para casos graves. No entanto, muitos pacientes ainda enfrentam resistência ao tratamento, sintomas residuais e déficits cognitivos, ressaltando a necessidade de novas pesquisas sobre alvos farmacológicos para melhorar o manejo do transtorno[3]. No caso de DRT para transtorno bipolar, o conceito mais comum exige considerar 1 falha de tratamento para o estabelecimento do diagnóstico[2].

CETAMINA COMO OPÇÃO TERAPÊUTICA PARA DEPRESSÃO

A cetamina age como antagonista não competitivo dos receptores NMDA (N-metil-D-aspartato), que são receptores de glutamato envolvidos em processos de aprendizagem e memória, além de atuarem na regulação da neuroplasticidade. Ela tem sido investigada como uma opção de tratamento para DRT devido ao seu mecanismo de ação e à capacidade de proporcionar alívio rápido dos sintomas depressivos, além de otimizar a comunicação entre diferentes áreas do cérebro. Diferentemente dos antidepressivos tradicionais, que podem levar semanas para produzir efeitos significativos, a cetamina pode proporcionar melhora sintomática em poucas horas a dias após a sua administração[4].

O mecanismo de ação da cetamina envolve a modulação do sistema glutamatérgico, particularmente por meio da inibição do receptor NMDA. Isso leva a aumento da liberação de glutamato e, subsequentemente, ativa o receptor AMPA, o que resulta em mudanças sinápticas rápidas e aumento da neuroplasticidade, processos considerados cruciais para os efeitos antidepressivos mais ágeis[4]. A cetamina também influencia outros sistemas de neurotransmissores, como o dopaminérgico e o serotoninérgico, e tem efeitos anti-inflamatórios e neurotróficos que podem contribuir para sua eficácia em DRT.

O uso da cetamina é regulamentado pela Agência Nacional de Vigilância Sanitária (Anvisa) e foi originalmente aprovado como anestésico. Seu uso *off-label* para transtornos mentais tem sido permitido, desde que supervisionado por profissionais de saúde capacitados e em ambientes controlados, como clínicas e hospitais especializados, para minimizar os riscos inerentes à administração medicamentosa e o potencial de abuso por parte dos pacientes.

Em 2020, a Anvisa aprovou o uso da esketamina (ou escetamina), um derivado da cetamina, sob a forma de *spray* nasal (Spravato®), para o tratamento de DRT. Esse medicamento é disponibilizado por um programa rigoroso e só pode ser utilizado em clínicas especializadas, com acompanhamento de um profissional de saúde devido aos riscos de efeitos adversos. A Resolução da Diretoria Colegiada (RDC) n. 676/2022 corroborou esses riscos com a migração da cetamina da classificação C1 para B1.

EVIDÊNCIAS CLÍNICAS PARA O TRATAMENTO DA DEPRESSÃO RESISTENTE COM CETAMINA

Vários ensaios clínicos randomizados (ECR) e revisões sistemáticas têm demonstrado a eficácia da cetamina em pacientes com DRT. Um estudo[5] liderado por Rodolico et al., publicado em 2024, analisou 26 revisões sistemáticas e 44 ensaios clínicos randomizados, totalizando 3.316 participantes, e indicou que a intervenção com cetamina e escetamina é eficaz e bem tolerada. No entanto, a baixa qualidade dos estudos originais e das revisões sistemáticas incluiu limitações significativas, resultando em baixa certeza da evidência. Além disso, a falta de dados suficientes impede a diferenciação dos efeitos específicos da cetamina e da escetamina na depressão unipolar e bipolar. Apesar do potencial terapêutico promissor, mais rigor metodológico é necessário para orientar a aplicação dessas intervenções em diretrizes de tratamento.

Outro estudo[6], publicado pelo *New England Journal of Medicine* em 2023, com 403 pacientes, comparou a resposta do tratamento com cetamina *versus* ECT para quadros de DRT, e a conclusão foi que a cetamina não foi inferior ao ECT em quadros não psicóticos. Assim como uma meta-análise[7] publicada em 2024 por pesquisadores chineses, envolvendo 664 pacientes, demostrou que a cetamina IV apresentou uma resposta contra os sintomas depressivos mais rápida que o ECT para casos de DRT e depressão bipolar, o que sugere uma resposta terapêutica considerável com menos efeito colateral que o ECT, uma intervenção clássica e potente para quadros de DRT.

Já uma revisão sistemática[8] publicada em 2022 avaliou a eficácia do uso da cetamina em doses subanestésicas para quadros em que havia concomitância entre dores crônicas e agudas e depressão, o que é frequente. Além do efeito antidepressivo, a cetamina tem propriedades analgésicas. Nessa revisão, houve resposta terapêutica favorável tanto sobre a depressão quanto sobre a dor (aguda e/ou crônica) na maior parte dos estudos avaliados e sugere mais pesquisas na área.

EVIDÊNCIAS CLÍNICAS PARA O TRATAMENTO DA DEPRESSÃO BIPOLAR COM CETAMINA

Sobre o uso da cetamina na depressão bipolar, a rápida ação antidepressiva dessa medicação é um de seus aspectos mais relevantes. Estudos pioneiros[9] como de Diazgranados et al., publicado em 2010, revelaram redução significativa dos sintomas depressivos em apenas 40 minutos após uma única infusão intravenosa, com efeitos persistindo por até 3 dias. Esses achados, em 2020, foram posteriormente corroborados e expandidos por outros pesquisadores, como Zheng et al., que exploraram um protocolo de seis infusões ao longo de 12 dias, alcançando taxas de resposta e remissão de 73,7% e 63,2%, respectivamente[9].

Além de seu efeito sobre os sintomas depressivos gerais, a cetamina demonstrou eficácia particular em aspectos críticos da depressão bipolar, como a ideação suicida. Estudos conduzidos e publicados em 2017 por Grunebaum e Zarate et al. evidenciaram redução rápida e significativa da ideação suicida, com efeitos observáveis em menos de 1 hora após a administração e persistindo por vários dias. Essa característica posiciona a cetamina como opção valiosa em situações de crise, nas quais a rapidez da intervenção é determinante para um desfecho favorável[9].

Além de reduzir a gravidade de sintomas depressivos, a cetamina tem mostrado efeitos positivos na função neurocognitiva em pacientes com transtorno bipolar. Em 2015, Permoda-Osip et al. observaram melhorias significativas em tarefas cognitivas, como o Trail Making Test, 3 dias após uma única infusão. Já em 2018, Zhou et al. relataram que múltiplas infusões resultaram em melhorias no aprendizado verbal e na velocidade de processamento, associadas à redução dos sintomas depressivos[9].

A anedonia e a fadiga, sintomas frequentemente refratários aos tratamentos convencionais, também parecem responder bem à cetamina. Em 2014, Lally et al. demonstraram redução significativa da anedonia em pacientes com depressão bipolar, com efeitos duradouros de até 2 semanas. De modo similar, em 2016, Saligan et al. relataram diminuição substancial nos níveis de fadiga, com efeitos rapidamente perceptíveis[9].

Quanto à segurança, os efeitos adversos da cetamina em pacientes com depressão bipolar são geralmente bem tolerados. Os efeitos colaterais mais comuns incluem sonolência, tontura, dor de cabeça e insônia. Sintomas dissociativos são frequentemente relatados durante a infusão, mas tendem a se dissipar rapidamente. A incidência de sintomas maníacos ou hipomaníacos é relativamente baixa, em torno de 2,4%, mas ressalta a importância do monitoramento cuidadoso durante o tratamento[9].

Apesar desses resultados promissores, é importante notar que o uso prolongado da cetamina pode apresentar desafios. Um estudo de infusão de múltiplas doses observou que, embora os pacientes apresentassem melhora inicial significativa, começaram a experimentar recaídas após a segunda semana de tratamento; muitos tiveram sintomas depressivos mais graves do que no início do tratamento após a terceira semana[9,10].

A escetamina, derivado da cetamina, também tem mostrado resultados promissores. Pesquisas publicadas em 2021, como as de Delfino et al. e as de Martinotti et al. em 2023, demonstraram sua eficácia na redução da anedonia e dos sintomas depressivos em pacientes com depressão bipolar, com o benefício adicional de um efeito ansiolítico mais pronunciado e sem risco significativo de virada maníaca[9].

A administração oral de cetamina tem sido explorada como alternativa mais conveniente às infusões intravenosas, especialmente para o manejo ambulatorial. Embora os resultados iniciais sejam promissores, com melhorias observadas no humor e na ideação suicida, ainda há desafios significativos a serem superados. A padronização dos protocolos de tratamento e a determinação das doses e frequências ideais de administração são áreas que requerem mais investigação[10].

PSICOTERAPIA ASSISTIDA COM CETAMINA

Tendo em vista a curta duração dos efeitos antidepressivos e analgésicos da cetamina, a pesquisa sobre possíveis interações sinérgicas entre a cetamina e a psicoterapia para prolongar os seus benefícios tem sido cada vez mais realizada. Uma publicação sobre a psicoterapia assistida com cetamina (PAC)[11] observou que tratamentos combinados puderam, em determinadas condições, iniciar e prolongar reduções significativas na dor, na ansiedade e nos sintomas depressivos.

Além disso, os efeitos puderam favorecer a conexão e o engajamento no tratamento, além de promover a abstinência em pacientes com dependência de outras substâncias. Embora haja grande variação na forma como a PAC foi aplicada (incluindo via de administração, dosagem e frequência da cetamina, modalidade de psicoterapia e duração total do tratamento), os resultados indicaram que o uso da psicoterapia antes, durante e após as sessões de cetamina pôde maximizar e prolongar os seus benefícios.

A PAC é um campo emergente de psicoterapia que explora o potencial de substâncias psicodélicas para o tratamento de condições clínicas desafiadoras como depressão grave, dependência e uso problemático de substâncias, angústia existencial e suicidabilidade. De maneira geral, estudos têm mostrado que a cetamina, além de proporcionar alívio sintomático, pode favorecer um estado de consciência alterado que facilita a exploração de conteúdos emocionais profundos em contextos terapêuticos[11]. Dependendo de como é conduzida, essa abordagem pode abrir uma janela de oportunidade para ressignificações dos eventos da vida e flexibilização cognitiva.

Nesse sentido, uma das abordagens que têm sido investigadas no contexto de terapias psicodélicas é a terapia de aceitação e compromisso (ACT – *acceptance and commitment therapy*). A ACT é uma abordagem psicoterapêutica que integra elementos da terapia comportamental tradicional com estratégias de aceitação e *mindfulness*, tendo como objetivo promover flexibilidade psicológica. Fundamentada no contextualismo funcional e na teoria das molduras relacionais (RFT – *relational frame theory*), a ACT se distingue de outras abordagens psicoterapêuticas ao focar no contexto e na função dos comportamentos, em vez de em seu conteúdo, o que proporciona uma compreensão mais ampla dos processos da linguagem e cognição humanas e seu papel no sofrimento psicológico.

Nessa perspectiva, as tentativas excessivas de controlar ou evitar experiências – públicas ou privadas – indesejadas podem ser contraproducentes e gerar sofrimento psicológico, considerando que o bem-estar está mais relacionado à capacidade de aceitar essas experiências, enquanto se vive de acordo com os próprios valores. Esse modelo de sofrimento psicológico apresentado pela ACT é denominado de esquiva experiencial – fenômeno que ocorre quando uma pessoa não está disposta a permanecer em contato com uma experiência privada particular (e.g. sensações corporais, emoções, pensamentos, memórias, predisposições comportamentais) e encaminha ações para alterar a forma ou a frequência desses eventos e o contexto que os ocasionam[12].

A alternativa indicada pela ACT para o sofrimento assim entendido seria a promoção da flexibilidade psicológica – habilidade de um indivíduo de se conectar com o momento presente integralmente, como um ser humano consciente e de mudar ou persistir em um comportamento, quando este estiver alinhado com valores identificados[13]. A eficácia da ACT tem sido amplamente estudada em uma variedade de condições, como ansiedade, depressão, dor crônica, transtornos alimentares e estresse pós-traumático. A abordagem também tem se expandido para além do contexto clínico, aplicada em áreas como saúde ocupacional, educação e esporte.

Recentemente, as terapias assistidas com psicodélicos têm se mostrado intervenções promissoras, especialmente quando combinadas com abordagens psicoterapêuticas baseadas na ACT. Em 2020, Close et al.[14] realizaram um estudo longitudinal que mediu a flexibilidade psicológica antes e depois de uma experiência psicodélica. O estudo mostrou que a flexibilidade psicológica aumenta significativamente após a experiência e que esse aumento está diretamente ligado à diminuição dos sintomas de depressão. Isso sugere que a experiência com psicodélicos pode promover reconfiguração adaptativa do comportamento e do pensamento, facilitando maior abertura emocional e capacidade aprimorada de lidar com adversidades.

Artigos publicados em 2020 por Luoma[15] e Sloshower et al.[10] reforçam essa perspectiva ao investigarem a integração da ACT nas terapias assistidas com psilocibina. Esses estudos demonstraram que a combinação de ACT com a administração de psilocibina não só amplifica os efeitos terapêuticos da substância, mas também ajuda os pacientes a integrar suas experiências psicodélicas na vida cotidiana. A ACT, ao enfatizar a aceitação de emoções difíceis e a ação comprometida, parece ter grande sinergia com o estado psicológico ampliado induzido pelos psicodélicos, facilitando um processo de autocompreensão e cura profunda.

Em 2020, no estudo de Davis, Barrett e Griffith, os autores identificaram que experiências místicas e introspectivas, induzidas por psicodélicos, estão associadas à redução significativa de sintomas de depressão e ansiedade, mediadas pelo aumento da flexibilidade psicológica. Esse achado sugere que a integração de psicodélicos com a ACT pode potencializar os resultados terapêuticos, facilitando mudanças comportamentais mais adaptativas e duradouras.

CONSIDERAÇÕES FINAIS

A integração de psicodélicos, como a cetamina, com psicoterapias baseadas em evidências, como a ACT, parece favorecer uma terapêutica promissora para casos de depressão de difícil resposta. Enquanto os efeitos psicodélicos ampliam a percepção e facilitam o acesso a emoções reprimidas ou evitadas, a utilização da ACT pode fornecer ferramentas práticas para que os pacientes processem e integrem essas experiências de forma adaptativa.

Como resultado, pode-se ter um aumento da flexibilidade psicológica, central para o manejo eficaz de estados emocionais complexos, potencializando uma recuperação mais duradoura e sustentada. Entretanto, para entender melhor a interação entre a cetamina e modelos explícitos de psicoterapia, de modo a otimizar os efeitos em longo prazo em pacientes com depressão, serão necessários ensaios clínicos robustos e de grande escala.

REFERÊNCIAS BIBLIOGRÁFICAS

1. Rush AJ, Trivedi MH, Wisniewski SR, Nierenberg AA, Stewart JW, Warden D, et al. Acute and longer-term outcomes in depressed outpatients requiring one or several treatment steps: a STAR*D report. Am J Psychiatry. 2006;163(11):1905-17.
2. Gaynes BN, Lux L, Gartlehner G, Asher G, Forman-Hoffman V, Green J, et al. Defining treatment-resistant depression. Depress Anxiety. 2020;37(2):134-45.
3. Lane NM, Smith DJ. Bipolar disorder: Diagnosis, treatment and future directions. J R Coll Physicians Edinb. 2023;53(3):192-6.
4. Berman RM, Cappiello A, Anand A, Oren DA, Heninger GR, Charney DS, et al. Antidepressant effects of ketamine in depressed patients. Biol Psychiatry. 2000;47(4):351-4.
5. Rodolico A, Cutrufelli P, Di Francesco A, Aguglia A, Catania G, Concerto C, et al. Efficacy and safety of ketamine and esketamine for unipolar and bipolar depression: an overview of systematic reviews with meta-analysis. Front Psychiatry. 2024;15:1325399.
6. Anand A, Mathew SJ, Sanacora G, Murrough JW, Goes FS, Altinay M, et al. Ketamine versus ECT for nonpsychotic treatment-resistant major depression. N Engl J Med. 2023;388(25):2315-25.
7. Shi Z-M, Lan X-J, Chen Q, Chen J-J, Su Z-A, Huang X-B, et al. Intravenous ketamine versus electroconvulsive therapy for major depressive disorder or bipolar depression: A meta-analysis of randomized controlled trials. J Affect Disord. 2025;371:45-53.
8. Balachandran A, Tassone VK, Adamsahib F, Di Passa AM, Kuburi S, Demchenko I, et al. Efficacy of ketamine for comorbid depression and acute or chronic pain: A systematic review. Front Pain Res (Lausanne). 2022;3:1022767.
9. Nunez NA, Joseph B, Kumar R, Douka I, Miola A, Prokop LJ, et al. An update on the efficacy of single and serial intravenous ketamine infusions and esketamine for bipolar depression: A systematic review and meta-analysis. Brain Sci. 2023;13(12):1-20.
10. Meshkat S, Haikazian S, Di Vincenzo JD, Fancy F, Johnson D, Chen-Li D, et al. Oral ketamine for depression: An updated systematic review. World J Biol Psychiatry. 2023;24(7):545-57.
11. Drozdz SJ, Goel A, McGarr MW, Katz J, Ritvo P, Mattina GF. Ketamine assisted psychotherapy: a systematic narrative review of the literature. J Pain Res. 2022;15:1691-706.

12. Hayes SC, Wilson KG, Gifford EV, Follette VM, Strosahl K. Experiential avoidance and behavioral disorders: A functional dimensional approach to diagnosis and treatment. J Consult Clin Psychol. 1996;64(6):1152-68.
13. Close JB, Haijen EC, Watts R, Roseman L, Carhart-Harris RL. Psychedelics and psychological flexibility – results of a prospective web-survey using the acceptance and action questionnaire II. J Contextual Behav Sci. 2020;16:37-44.
14. Hayes SC, Wilson KG. Acceptance and commitment therapy: Altering the verbal support for experiential avoidance. Behav Anal. 1994;17(2):289-303.
15. Luoma JB, Sabucedo P, Eriksson J, Gates N, Pilecki BC. Toward psychedelic psychotherapy: Enhancing acceptance and commitment therapy with psychedelic-assisted therapy. J Contextual Behav Sci. 2020;15:68-77.

9

Cetamina na abordagem da suicidabilidade

Marco Aurélio Tuena de Oliveira
Camila Brito Puertas

RESUMO

O suicídio é um problema complexo que envolve fatores psicológicos, biológicos e sociais, refletindo uma crise coletiva que exige ações coordenadas. Estudos mostram que a cetamina, ao modular vias neuroquímicas e reduzir inflamações, diminui rapidamente a ideação suicida, diferindo de alternativas como o lítio e a eletroconvulsoterapia, por sua ação rápida e menos efeitos colaterais. Na psicoterapia assistida com cetamina (PAC), os estados alterados de consciência proporcionam experiências místicas e introspectivas que contribuem para a ressignificação pessoal e o enfrentamento de traumas. Esse tratamento, integrado à psicoterapia, revela-se promissor ao promover uma transformação emocional profunda, aumentando a esperança e ajudando na prevenção do suicídio.

INTRODUÇÃO

O suicídio representa um dos mais complicados e urgentes desafios no campo da saúde mental, afetando milhões de indivíduos ao redor do mundo e gerando impactos profundos em famílias e comunidades. Trata-se de um tema amplamente discutido ao longo da história em diversas disciplinas, abrangendo desde perspectivas filosóficas e culturais até abordagens biológicas e científicas.

O comportamento suicida é um fenômeno complexo, resultado da interação entre fatores psicológicos, biológicos e sociais. Para além de um problema individual, ele reflete uma crise coletiva que exige atenção, empatia e ação coordenada. Diante de tal cenário, o papel da PAC na suicidabilidade será analisado neste capítulo.

NEUROBIOLOGIA DO COMPORTAMENTO SUICIDA

Pensar na neurobiologia do suicídio e na ação biológica da cetamina sobre esse fator nos fornece relações interessantes que demonstram um potencial a ser explorado. Em relação à fisiopatogenia do comportamento suicida, as evidências até o momento mostram o envolvimento de diferentes fatores, como:

1. Neuroinflamação (aumento das citocinas pró-inflamatórias).
2. Alteração da via das quinureninas (diminuição da disponibilidade de serotonina, aumento do ácido quinolínico).
3. Anormalidades em eixos cerebrais (HPA, glutamatérgico, neurotransmissão GABA).
4. Níveis baixos de colesterol.
5. Epigenética (p. ex., regulação de BDNF, do eixo HPA e dos receptores GABA-A)[1].

Estudos de imagem cerebral mostram o envolvimento de diversas áreas cerebrais no comportamento suicida. Um dos achados mais consistentes é a redução da substância cinzenta no lobo pré-frontal de pessoas que tentaram o suicídio. Também foram identificadas alterações no funcionamento de estruturas cerebrais como o córtex frontal e pré-frontal (envolvidas na resposta ao estresse e controle da impulsividade) e o córtex cingulado anterior (processamento emocional). Outros achados incluíram volumes reduzidos do hipocampo (o que impacta no manejo do estresse e de emoções negativas), menor ativação orbitofrontal (relacionada à tomada de decisão alterada) e conectividade funcional anormal do estado de repouso no sistema frontolímbico (o que leva à regulação emocional deficiente e a respostas inadequadas a estressores)[2].

Em exame de imagem funcional cerebral, após o tratamento com cetamina em pacientes com depressão resistente, foram notadas associações entre redução na gravidade da ideação suicida e mudanças na conectividade entre regiões cerebrais relacionadas ao comportamento suicida. Um exemplo é o aumento de conectividade funcional em estado de repouso entre o córtex cingulado anterior dorsal esquerdo (associado à regulação cognitiva e ao controle emocional) e o córtex cingulado anterior subgenual direito (envolvido na regulação emocional e na resposta afetiva). Viu-se também que o tratamento cursava com a diminuição da conectividade entre o córtex frontal dorsolateral direito e o córtex parietal superior esquerdo, formadores da rede de atenção dorsal, a qual está envolvida em funções como a atenção, o planejamento e a tomada de decisões[3]. O aumento da conectividade entre regiões que regulam emoções e a diminuição da conectividade entre áreas relacionadas ao pensamento autocrítico ou ruminação podem estar associados à diminuição dos pensamentos suicidas em pacientes com depressão resistente ao tratamento.

O tratamento com cetamina está relacionado com redução em citocinas pró-inflamatórias e com ativação de vias neurotróficas como a mTOR e BDNF. O antagonismo do receptor NMDA pela cetamina parece reverter a excitotoxicidade causada pelo excesso de glutamato cortical em modelos de depressão e estresse crônico. Essas ações da substância também colaboram na compreensão do seu papel na redução da suicidabilidade[4].

CETAMINA E REDUÇÃO DA SUICIDABILIDADE

Até certo momento da história da psiquiatria, as alternativas farmacológicas para intervenção no comportamento suicida envolviam o lítio, a clozapina e a eletroconvulsoterapia (ECT). Os dois primeiros esbarram na questão do tempo para a resposta, o que acontece após semanas em ambos os casos. Para pacientes agudos, a ECT tem um bom efeito terapêutico, mas os efeitos colaterais cognitivos ainda são uma barreira para a aceitação plena da prática tanto pelos pacientes como pelos próprios médicos que a indicariam[5].

A cetamina e o seu isômero, a escetamina, destacam-se tanto pela rapidez de resposta quanto pela remissão rápida dos efeitos colaterais. Vários estudos clínicos investigaram a eficácia da cetamina na redução da ideação suicida, apontando para redução da ideação suicida e do sentimento de desesperança – intimamente ligado com a gênese da ideação suicida[6,7]. Vale ressaltar que a eficácia encontrada é vista particularmente em populações com transtornos psiquiátricos complexos e resistentes ao tratamento, e a abordagem dos resultados costuma ser feita com base em modelos predominantemente biomédicos clássicos (avaliação de escalas de sintomas e gravidade da doença). Essa estrutura estabelecida em mais de duas décadas de compreensão dessa medicação ilustra o desafio a ser superado pela pesquisa no modelo psicodélico.

PSICODÉLICOS NO COMPORTAMENTO SUICIDA

Embora a cetamina não seja classificada como psicodélico clássico, ela compartilha muitas características com substâncias desse grupo. Quando analisada ao lado da psilocibina, percebe-se que ambas produzem mudanças neurobiológicas que vão além do momento de suas aplicações, que persistem por dias ou até mais do que isso[8].

A dissociação causada pela cetamina – um dos efeitos mais marcantes e enfatizados por pesquisadores e prescritores – não costuma ser associada à melhora clínica dos pacientes. Ela é comumente interpretada como evento adverso, ou seja, como algo a ser evitado, contornado. Contudo, esse fenômeno tem sido revisto sob a perspectiva da psicodelia. Isso porque a relação entre psicodélicos e a redução da suicidabilidade é promissora; evidências mostram diminuição significativa do comportamento suicida, no início e durante o período de acompanhamento de até 6 meses[9].

Porém, os estudos na área ainda são conservadores, com critérios de seleção rigorosos, o que em geral acaba por excluir justamente os pacientes com ideação suicida, limitando a quantidade de informações disponíveis e destacando a necessidade de mais iniciativas que explorem o potencial desses tratamentos de forma mais ampla do que só a melhora dos sintomas depressivos por meio de questionários estruturados.

Considerar os efeitos principais da cetamina – como sua ação moduladora no receptor N-metil-D-aspartato (NMDAR), sua influência sobre a neuroplasticidade, os efeitos anti-inflamatórios, a modulação do estado cerebral e a indução de experiências místicas – oferece a oportunidade de integrar esses mecanismos em protocolos de tratamento sólidos, para oferecer resultados clínicos mais eficazes e seguros aos pacientes.

PSICOTERAPIA E SUICIDABILIDADE

A psicoterapia é amplamente reconhecida como uma intervenção essencial na prevenção do suicídio, fornecendo aos pacientes ferramentas para lidar com a ideação suicida, reduzir comportamentos de autolesão e melhorar a regulação emocional. Diversos estudos randomizados controlados (RCT) têm confirmado o valor de intervenções específicas como a terapia cognitivo-comportamental (TCC) e a terapia comportamental dialética (DBT).

A TCC é uma abordagem psicoterapêutica amplamente estudada e documentada em tratamento de transtornos mentais, como depressão e ansiedade, ambos fatores de risco para o suicídio. Por meio dela, os pacientes conseguem desenvolver habilidades de enfrentamento mais saudáveis e adaptativas. Além disso, o acompanhamento em psicoterapia está associado a redução da probabilidade de um indivíduo tentar suicídio e maior probabilidade de adesão ao tratamento[10].

Outra abordagem presente nos estudos sobre suicídio compartilha conceitos e estratégias da TCC e treinamento de habilidades emocionais e sociais: a terapia comportamental dialética (ou *dialectical behavior therapy*, DBT). Ela foi desenvolvida originalmente para mulheres diagnosticadas com transtorno de personalidade *borderline* que apresentavam suicidabilidade crônica e/ou autoagressão[11]. É valido destacar que outras modalidades de psicoterapia se mostraram efetivas, mas, em relação aos dados de estudos, as evidências são mistas devido à variedade de formas de suicídio estudadas, à alta heterogeneidade dos perfis clínicos e à dificuldade em metrificar desfechos nessas linhas terapêuticas.

A junção das perspectivas biomédicas e psicossociais é fundamental para desenvolver tratamentos mais eficazes para a depressão. Incorporar apoio psicológico, preparação e integração nos protocolos de tratamento pode ser bastante benéfico. A "janela de oportunidade" aberta pela cetamina associa-se com o prolongamento do seu efeito antidepressivo, facilita a reestruturação cognitiva profunda e proporciona uma redução sustentada da ideação suicida.

PSICOTERAPIA ASSISTIDA COM CETAMINA NA SUICIDABILIDADE

A PAC consiste na integração do uso de cetamina como um recurso psicofarmacológico que induz a estados alterados de consciência, o que facilitaria a abertura terapêutica necessária para intervenções significativas no manejo da depressão resistente ao tratamento e na ideação suicida.

A rápida ação biológica da cetamina, quando combinada à abordagem psicoterapêutica, revela uma variedade de desfechos positivos que tem despertado interesse crescente em quem lida com pacientes com ideação suicida. Esse tipo de intervenção não se baseia em um modelo terapêutico único. Em vez disso, tenta integrar diversas abordagens que promovem a introspecção, a exploração emocional profunda e a assimilação das experiências vivencias durante estados alterados de consciência induzidos pela cetamina.

As experiências místicas, caracterizadas pela sensação de unidade e transcendência das dimensões temporais e espaciais, podem oferecer uma oportunidade singular para a ressignificação pessoal, além de influenciar de forma significativa os processos emocionais e cognitivos, ambos intimamente relacionados à ideação suicida. Após as sessões de PAC, pacientes relatam maior clareza mental e capacidade aprimorada de confrontar traumas passados e padrões de pensamento disfuncionais[12].

INTEGRAÇÃO DAS EXPERIÊNCIAS MÍSTICAS NO PROCESSO TERAPÊUTICO

Embora as experiências místicas durante o tratamento com cetamina tenham potencial transformador por si só, a intervenção psicoterapêutica colabora para que ele seja ainda mais simbólico e duradouro. A PAC não se limita à administração das substâncias, já que o trabalho de integração conduzido pelo terapeuta é um componente crucial para que o paciente possa refletir sobre os *insights* adquiridos e aplicá-los em sua vida. Ao discutir e explorar os significados das experiências místicas com o terapeuta, espera-se que o paciente seja capaz de converter esses momentos de transcendência em ferramentas práticas para o enfrentamento emocional. Com o auxílio do terapeuta na integração dos componentes místicos – espirituais, existenciais e religiosos –, o paciente processa e compreende o que foi vivenciado durante o estado alterado de consciência, o que torna o tratamento com cetamina ainda mais completo[13].

Ademais, a integração de experiências místicas inclui o desenvolvimento de novas narrativas pessoais, o que permite ao paciente reformular crenças sobre si mesmo e sobre a sua existência, e, ao fazer isso, essas experiências deixam de ser momentos isolados e passam a influenciar positivamente o comportamento e as atitudes, promovendo crescimento pessoal e alívio sintomático[14].

MEDIDAS QUALITATIVAS DO IMPACTO NA IDEAÇÃO SUICIDA

A natureza subjetiva das experiências místicas, dissociativas e emocionais acrescenta uma camada adicional de complexidade ao campo, uma vez que as reações de cada paciente podem divergir significativamente. Enquanto alguns indivíduos vivenciam uma transformação profunda, capaz de alterar de maneira significativa sua relação com a vida, outros podem passar por experiências menos complexas.

Esse nível de variabilidade individual requer uma compreensão mais aprofundada e constitui um dos principais desafios enfrentados na pesquisa da PAC, uma vez que a subjetividade da experiência frequentemente transcende as métricas convencionais. Essa é a razão pela qual estudos qualitativos se mostram valiosos, já que conseguem captar nuances emocionais e psicológicas, frequentemente negligenciadas por questionários padronizados e métodos quantitativos.

As medidas qualitativas relacionadas à melhora do comportamento suicida em pacientes submetidos à PAC são heterogêneas e multifacetadas.

Ainda assim, o uso da cetamina na psicoterapia tem se mostrado promissor, especialmente em pacientes com ideação suicida, devido à sua capacidade de aliviar rapidamente os sentimentos de desesperança. Dado que a desesperança é um estado mental que precede os pensamentos suicidas, o efeito da cetamina na redução do sofrimento psicológico e no aumento da capacidade de reflexão promove sentimentos de esperança e renovação, o que mostra o potencial da PAC nessa circunstância.

Além disso, a resposta antidepressiva da cetamina está correlacionada com dimensões de estados alterados de consciência, como espiritualidade, experiência de unidade e *insight*, uma vez que os pacientes relatam mudanças emocionais significativas, que contribuíram para uma perspectiva positiva sobre a sua própria vida e seu diagnóstico[15]. As experiências místicas podem proporcionar uma sensação de elevação de entendimento sobre a vida, muitas vezes descrita como espiritual, proporcionando uma sensação de renovação e conexão com algo maior.

A cetamina tem mostrado efeitos positivos na redução da ideação suicida, acompanhados de melhorias no humor, na concentração e na clareza mental, ainda que a intensidade e duração dessas mudanças variem de pessoa para pessoa. Isso levanta a hipótese de que os estados alterados de consciência induzidos pela cetamina estão diretamente ligados à sua eficácia antidepressiva. Além disso, experiências que se assemelham a estados místicos são frequentemente descritas e associadas a maior abertura emocional e à interrupção de padrões negativos de pensamento, sugerindo que esses elementos desempenhem um papel fundamental no tratamento.

CONSIDERAÇÕES FINAIS

O suicídio é um dos maiores desafios enfrentados por aqueles que atuam na saúde mental. A cada dia, mais se sabe sobre suas bases biológicas, o que colabora para o desenvolvimento de estratégias medicamentosas com a função de evitar desfechos negativos. Contudo, a questão do suicídio é complexa e envolve determinantes outros que não só alterações neuronais, mas sim uma emaranhada rede de processos dinâmicos que culminam nessa apresentação. Assim, faz-se necessário pensar em combinar intervenções psicoterápicas àquelas com claro potencial de redução da suicidabilidade como a cetamina.

Experiências místicas e espirituais, vivenciadas durante a PAC, demonstram ter um impacto significativo no tratamento de pacientes com depressão resistente ao tratamento e ideação suicida. Ao proporcionar uma sensação de conexão, alívio do sofrimento e renovação de esperança, essas experiências parecem ter um papel na cura emocional. Os estudos ressaltam a importância da subjetividade da experiência humana, demonstrando que a transformação emocional profunda pode ser essencial na prevenção do suicídio e recuperação do bem-estar.

A análise da integração das experiências místicas no tratamento com a PAC envolve tanto a quantificação das experiências (por intermédio de questionários) quanto a exploração qualitativa das percepções dos indivíduos avaliados. Apesar dos avanços, a PAC ainda enfrenta desafios importantes, desde a questão metodológica das pesquisas (que precisa ser lapidada e, assim, permitir que ensaios sólidos sejam feitos) até a articulação dos investigadores da psicodelia no enfrentamento de uma posição inflexível e conservadora de alguns pares, o que atravanca o progresso das pesquisas na área. É preciso pensar no estímulo desse campo de pesquisa como uma chance de beneficiar e trazer perspectiva a pacientes com sofrimento psíquico tal qual ocorre em quadros desafiadores, como a suicidabilidade e a depressão resistente ao tratamento.

REFERÊNCIAS BIBLIOGRÁFICAS

1. Wisłowska-Stanek A, Kołosowska K, Maciejak P. Neurobiological basis of increased risk for suicidal behaviour. Cells. 2021;10(10):2519.
2. Lengvenyte A, Conejero I, Courtet P, Olié E. Biological bases of suicidal behaviours: A narrative review. Eur J Neurosci. 2021;53(1):330-51.
3. Yun JY, Kim YK. Neural correlates of treatment response to ketamine for treatment-resistant depression: A systematic review of MRI-based studies. Psychiatry Res. 2024:340:116092.
4. Rengasamy M, Hsiung K, Price RB. Infusing hope into the treatment of suicidality: a review of ketamine's effects on suicidality. Curr Behav Neurosci Rep. 2019;6(4):166-76.
5. Andrade C, Arumugham SS, Thirthalli J. Adverse effects of electroconvulsive therapy. Psychiatr Clin North Am. 2016;39(3):513-30.
6. Chen CC, Zhou N, Hu N, Feng JG, Wang XB. Acute effects of intravenous sub-anesthetic doses of ketamine and intranasal inhaled esketamine on suicidal ideation: a systematic review and meta-analysis. Neuropsychiatr Dis Treat. 2023;19:587-99.
7. Jamieson C, Canuso CM, Ionescu DF, Lane R, Qiu X, Rozjabek H, et al. Effects of esketamine on patient-reported outcomes in major depressive disorder with active suicidal ideation and intent: a pooled analysis of two randomized phase 3 trials (ASPIRE I and ASPIRE II). Qual Life Res. 2023;32(11):3053-61.

8. Garel N, Drury J, Thibault Lévesque J, Goyette N, Lehmann A, Looper K, et al. The Montreal model: an integrative biomedical-psychedelic approach to ketamine for severe treatment-resistant depression. Front Psychiatry. 2023:14:1268832.
9. Rothberg RL, Azhari N, Haug NA, Dakwar E. Mystical-type experiences occasioned by ketamine mediate its impact on at-risk drinking: Results from a randomized, controlled trial. J Psychopharmacol. 2021;35(2):150-8.
10. Barredo J, Bozzay ML, Primack JM, Schatten HT, Armey MF, Carpenter LL, et al. Translating interventional neuroscience to suicide: it's about time. Biol Psychiatry. 2021;89(11):1073-83.
11. DeCou CR, Comtois KA, Landes SJ. Dialectical behavior therapy is effective for the treatment of suicidal behavior: a meta-analysis. Behav Ther. 2019;50(1):60-72.
12. Rothberg RL, Azhari N, Haug NA, Dakwar E. Mystical-type experiences occasioned by ketamine mediate its impact on at-risk drinking: Results from a randomized, controlled trial. J Psychopharmacol. 2021;35(2):150-8.
13. Palitsky R, Kaplan DM, Peacock C, Zarrabi AJ, Maples-Keller JL, Grant GH, et al. Importance of integrating spiritual, existential, religious, and theological components in psychedelic-assisted therapies. JAMA Psychiatry. 2023;80(7):743-9.
14. Wolfson P, Vaid G. Ketamine-assisted psychotherapy, psychedelic methodologies, and the impregnable value of the subjective—a new and evolving approach. Front Psychiatry. 2024;15.
15. Sumner RL, Chacko E, McMillan R, Spriggs MJ, Anderson C, Chen J, et al. A qualitative and quantitative account of patient's experiences of ketamine and its antidepressant properties. J Psychopharmacol. 2021;35(8):946-61.

10

Cetamina e transtornos de personalidade

Rodrigo Fonseca Martins Leite
Elizabeth Fortunatti Albregard

RESUMO

A personalidade intermedeia o relacionamento do indivíduo com o ambiente e consigo mesmo. Desse ponto de vista, qualquer tratamento em saúde é modulado por variáveis da personalidade tanto herdadas/pouco flexíveis (temperamento) quanto adquiridas/flexíveis (caráter), influenciando a adesão, o prognóstico e os desfechos clínicos. Os transtornos de personalidade são condições heterogêneas, influenciadas por eventos estressores de vida, e constituem desafios clínicos frente à limitação dos tratamentos farmacológicos e não farmacológicos convencionais. O transtorno de personalidade *borderline* (TPB), caracterizado por desregulação emocional e padrões psicossociais desadaptativos, apresenta elevada associação a transtornos de humor, dependência de substâncias, transtornos ansiosos e suicidabilidade. Consequentemente, a psicoterapia assistida com cetamina (PAC) constitui opção terapêutica promissora pelos seguintes fatores: modelo sinérgico farmacológico e não farmacológico; perspectiva psicodélica como potencializadora das psicoterapias e da flexibilidade cognitiva; perfil farmacológico da cetamina, que oferece ação rápida antidepressiva e antissuicida. Apesar de o TPB ser mais estudado, a escassez de estudos em terapia psicodélica e PAC para transtornos de personalidade ainda limita a generalização de conclusões para cenários de mundo real. Devem-se destacar as psicoterapias como tratamentos de primeira escolha para esses quadros.

TEMPERAMENTO, CARÁTER E PERSONALIDADE

A personalidade é um construto complexo, influenciado por fatores genéticos, biológicos, psicossociais e culturais. Atendendo aos objetivos didáticos deste livro, destacaremos seus componentes principais como sendo o *temperamento* e o *caráter*. Igualmente, devem ser mencionados os aspectos psicológicos estáveis da personalidade, consagrados no **modelo dos cinco fatores**: abertura para a experiência; consciência; extroversão; neuroticismo e agradabilidade.

O temperamento refere-se às predisposições neurobiológicas inatas e genéticas para a manifestação de emoções básicas (p. ex., medo, raiva e apego) e comportamentos automáticos em resposta aos estímulos ambientais (p. ex., inibição, ativação e manutenção do comportamento). Esse processamento perceptual pré-verbal é regulado pelo sistema corticoestriatolímbico, estável ao longo do ciclo de vida.

Sob essa perspectiva, o inventário de temperamento e caráter (ITC) de Cloninger contém 240 itens e inclui quatro dimensões relacionadas ao temperamento: esquiva ao dano, busca de novidades, dependência de recompensa e persistência; e três dimensões relativas ao caráter: autodirecionamento, cooperatividade e autotranscendência[1].

Já o caráter resulta da interrelação singular, não linear e dinâmica entre temperamento, inteligência e funções cognitivas superiores, como lógica, capacidade de abstração e construção formal. É influenciado pelo amadurecimento, aprendizado social, idade e eventos de vida. Trata-se da principal ferramenta da adaptação às circunstâncias socioculturais e emocionais, modulando a saliência e premência do temperamento e atribuindo significados e percepções distintas às experiências de vida.

Os traços mais salientes do temperamento e sua expressão emocional “primitiva” são poderosos reforçadores comportamentais. A depender da intensidade desse “viés” neurobiológico estrutural, o desenvolvimento e a maturação do caráter e da personalidade podem ser impactados. Importante destacar a contribuição do meio familiar e social e dos eventos estressantes precoces na seleção e consolidação de respostas e interações desadaptativas entre o temperamento e o caráter (Tabela 1).

TABELA 1 Comparações entre as dimensões do inventário de temperamento e caráter (ITC) e o modelo dos cinco fatores

Temperamento	Caráter	*Big five*
Busca de novidades: procura de excitações e novas situações	Autodirecionamento: capacidade de autonomia e autogerenciamento	Consciência: organização, autodisciplina, responsabilidade
Esquiva ao dano: medo da punição, fracasso ou consequências negativas dos próprios atos	Cooperatividade: sociabilidade, empatia e grupalidade	Extroversão: sociabilidade, busca de excitação, desinibição
Dependência de recompensa: desejo de aceitação e inclusão social e entrepares	Autotranscendência: orientação por valores, ideais, crenças para além de si próprio	Neuroticismo: tendência a reagir com depressão, inibição, ansiedade ou raiva diante dos eventos estressantes de vida
Persistência: tendência a ser tenaz e aderente ao objetivo	–	Abertura à experiência: criatividade, interesse por ideias novas, interesse por arte, estudo, aprendizado
–	–	Agradabilidade: cooperação, altruísmo, benevolência

Logo, os transtornos de personalidade poderiam ser compreendidos, *grosso modo*, como resultado da consolidação enrijecida de padrões cognitivos, afetivos e relacionais que trazem desadaptação, prejuízo à qualidade de vida e consequências sociais indesejáveis. Esses padrões seriam pouco modificáveis pelo aprendizado social e experiências de vida.

TRANSTORNO DE PERSONALIDADE *BORDERLINE*: MECANISMOS PSICOLÓGICOS E TRATAMENTO CONVENCIONAL

Os transtornos de personalidade constituem um grande problema médico e social, com prevalência elevada – em torno de 10-15% da população geral e cerca de 50% das populações com transtornos mentais. Os transtornos de personalidade do *cluster* B, destacando o TPB, são o foco deste capítulo por conta da elevada sobreposição com depressão, transtorno bipolar do humor, transtornos ansiosos, abuso/dependência de substâncias e suicidabilidade – condições em que as terapias psicodélicas, incluindo cetamina/escetamina, têm sido investigadas em maior profundidade.

A disfunção central do TPB é a desregulação emocional[2]. Esse construto multidimensional engloba afeto negativo aumentado, sensibilidade emocional e regulação emocional deficitária. Pesquisas neurobiológicas sugerem que a desregulação emocional se relaciona à hiperatividade em regiões do sistema límbico e hipoatividade pré-frontal[3]. Teorias psicodinâmicas e cognitivo-comportamentais desenvolveram diversos construtos teóricos relativos ao TPB.

A pobre resposta à psicofarmacoterapia isolada, a grande associação a eventos adversos na infância e adolescência, o déficit de estratégias de *coping* e tolerância à frustração estimularam o desenvolvimento de diversas abordagens psicoterápicas. Dessa forma, a psicoterapia é considerada tratamento imprescindível e de primeira escolha para o TPB[4].

Inúmeras modalidades psicoterápicas foram desenvolvidas especificamente para o TPB, incluindo a terapia comportamental dialética (DBT)[5], a psicoterapia com foco na transferência (TFP)[6] e a terapia baseada em mentalização (MBT)[7]. Entretanto, os estudos de eficácia das psicoterapias em TPB mostram tamanhos de efeito pequenos e moderados. Reafirmando o caráter crônico e resistente ao tratamento do TPB, um estudo longitudinal mostrou que, 10 anos após o tratamento, 45% dos indivíduos ainda mantêm o diagnóstico de TPB, com pouca melhora do funcionamento social, interpessoal e profissional[8].

O PAPEL DOS PSICODÉLICOS NA PERSONALIDADE

O tratamento psicofarmacológico convencional para TPB tem como objetivo amenizar manifestações mais extremas do temperamento, além de abordar as comorbidades psiquiátricas mais comuns. No entanto, além das baixas taxas de resposta, as flutuações na adesão, o abuso de medicações como sedativos e hipnóticos, comportamento suicida e exposição a efeitos adversos (p. ex., desenvolvimento de síndrome metabólica com antipsicóticos de segunda geração) levantam a necessidade de explorar novos tratamentos, preferencialmente que atrelem estratégias farmacológicas e não farmacológicas.

A ação sobretudo transdiagnóstica das terapias psicodélicas, os efeitos sustentados em dimensões do caráter e o estímulo à mudança de hábitos de vida sugerem que esses tratamentos poderiam ser mais amplamente estudados e implementados para pacientes com transtornos de personalidade.

Pesquisas sugerem, ainda, que os psicodélicos podem reduzir a desregulação emocional. Um estudo de terapia assistida com psilocibina trouxe relatos de maior autocontrole emocional e comportamental. Da mesma forma, entre indivíduos saudáveis, uma dose única de LSD levou a mudanças comportamentais positivas autorreferidas tanto no médio (1 mês) quanto no longo prazo (12 meses após o tratamento).

Um estudo observacional trouxe reduções na impulsividade após 3 a 9 meses de uso de ayahuasca ritual quinzenal. Outra pesquisa também utilizando ayahuasca evidenciou melhora significativa da desregulação emocional em voluntários normais. Dentro da amostra, indivíduos com traços de TPB tiveram redução em menor escala.

Os psicodélicos também estão associados a diminuição da agressividade em humanos e outros animais. Por exemplo, o uso de psicodélicos ao longo da vida está associado a menor probabilidade de cometer crimes violentos em geral e redução da suicidabilidade.

Além de estar associada ao bem-estar psicológico, a atenção plena (*mindfulness*) tem sido proposta como um mecanismo de mudança na psicoterapia assistida com psicodélicos. Pesquisas qualitativas destacaram a atenção plena e a aceitação[10] como processos importantes subjacentes aos desfechos positivos de mudança associados à psilocibina e à psicoterapia com MDMA. Indivíduos com TPB apresentam menor capacidade de *mindfulness*, relacionando-se à desregulação emocional e comportamental.

Prejuízos no funcionamento social do TPB e perspectiva de melhora com as terapias psicodélicas constituem um campo aberto de investigação. Um estudo com terapia assistida com psilocibina em pacientes com depressão resistente trouxe resultados positivos na melhora do reconhecimento emocional facial. Dessa forma, dor social, hipersensibilidade à rejeição, falta de empatia e reconhecimento de emoções são muito comuns nos indivíduos com TPB e constituem tendências pouco responsivas aos tratamentos convencionais.

CETAMINA NOS TRANSTORNOS DE PERSONALIDADE *BORDERLINE*: A CLÍNICA EM CENÁRIOS DE VIDA REAL

CASO CLÍNICO

Paciente M., 44 anos, solteira, terceiro grau incompleto, desempregada, com queixas persistentes de labilidade emocional, sintomas depressivos e crises de ansiedade, tendo sido submetida a diversos regimes farmacológicos nos últimos 5 anos (antidepressivos, estabilizadores de humor, antipsicóticos, ansiolíticos) e psicoterapia com seis terapeutas diferentes com resposta insuficiente, errática ou não sustentada, veio encaminhada de um psiquiatra anterior com a hipótese de transtorno bipolar do humor do tipo II.

Após investigação atenta, o novo psiquiatra trouxe a hipótese diagnóstica de TPB e a encaminhou para infusões semanais de cetamina – 1 mg/kg de peso. Com a nova psicóloga, de linha comportamental dialética (DBT), relatava muitas preocupações e dificuldades ligadas à execução de atividades domésticas e do trabalho, conflitos interpessoais, baixa autoestima e episódios frequentes de desregulação emocional, com sintomas depressivos, ansiosos, raiva intensa, episódios de autolesão e ideação suicida. Seus relatos eram acompanhados de expressão emocional intensa.

Logo nas primeiras sessões de psicoterapia, foi realizada uma psicoeducação acerca das emoções, da desregulação emocional e do desenvolvimento da personalidade *borderline*. A paciente referiu sensibilidade emocional que a acompanhava desde criança e uma família que frequentemente invalidava suas expressões de emoções e necessidades. O ambiente familiar era instável, e as reações de seus pais eram muitas vezes intensas, aversivas e imprevisíveis.

Ao longo das sessões, a paciente relatou episódios do seu passado que continham eventos de violência, abuso, invalidação emocional e isolamento social. Com o avanço da psicoterapia, a paciente foi se dando conta de que, em grande parte de sua vida, ela agiu de forma a buscar se proteger de possíveis agressões vindas de outras pessoas, ao mesmo tempo que buscava diminuir o sentimento de solidão.

Dessa forma, suas relações interpessoais acabavam por ser instáveis, intensas e pouco emocionalmente íntimas. M. chorou ao dar-se conta de que, durante a maior parte de sua vida, se sentia agindo "no automático", apenas reagindo aos eventos da vida e sem foco, numa tentativa de "autodefesa". Dessa forma, sua vida atual era muito distante de como ela gostaria que fosse, pois não havia construído uma vida que fizesse sentido para si mesma.

Os temas das sessões abordavam situações relevantes do passado e situações do presente, em que a paciente passou a relatar agir com mais consciência, ponderação, objetividade e menos impulsividade. Contou sobre um colega do trabalho que falou com ela de forma que M. achou ríspida e injusta, e que normalmente M. responderia "à altura"; entretanto, ela se lembrou da pessoa que gostaria de ser: "respeitosa" e "calma", então M. respirou fundo e respondeu ao colega de maneira assertiva, sendo firme, mas sem levantar o tom de voz. Na sessão, contou sobre o episódio com orgulho de si mesma, notando o quanto estava mais presente, mais consciente e menos reativa a cada momento do seu dia a dia.

Mesmo nos momentos em que sentia emoções desagradáveis, como tristeza e ansiedade, ela passou a identificar as causas dessas emoções e a reconhecer a validade de sentir-se assim, lembrando-se de sua própria história e de seu momento atual. Estando mais atenta a si mesma, passou a identificar e a atender suas próprias necessidades, diminuindo a frequência e a intensidade de seus episódios de desregulação emocional. Ainda reconhecia que sentia as emoções intensamente, mas estava se tornando mais fácil administrá-las.

Após 8 meses do início da nova psicoterapia e do tratamento com cetamina, M. disse que estava se vendo capaz de decidir por si mesma, sem ser "escrava" de suas próprias emoções, capaz de agir de acordo com objetivos em direção a uma vida mais direcionada a seus próprios valores – o que a levou a começar a enxergar a si mesma sob uma luz mais positiva. Dizia que ainda estava no começo da vida que queria construir, sentia-se insegura muitas vezes, mas finalmente estava esperançosa.

CONSIDERAÇÕES FINAIS

Este caso clínico baseado em atendimento real ilustra aspectos-chave da clínica com indivíduos com TPB, bem como a melhora em dimensões usualmente refratárias às intervenções convencionais como desregulação emocional, impulsividade, invalidação cognitiva e intolerância à frustração.

O tratamento adotado neste caso ainda não se insere na perspectiva da PAC, do ponto de vista psicolítico ou psicodélico. Entretanto, a associação da cetamina como tratamento complementar facilitou o desenvolvimento, aprendizado e incorporação de estratégias psicológicas e emocionais, otimizando e catalisando os resultados da psicoterapia. Deve-se destacar que somente buscar o controle ou remissão dos sintomas ansiosos e depressivos seria insuficiente para uma melhora da funcionalidade e qualidade de vida dessa paciente.

Apesar de escassos, os estudos com PAC nessa população trazem resultados instigantes. Em estudos de pacientes com TPB e abuso de álcool, os pacientes melhoraram em relação a desregulação emocional, sintomas depressivos e neuroticismo, além de melhora na autocrítica, compaixão e empatia com terceiros[11].

REFERÊNCIAS BIBLIOGRÁFICAS

1. De Fruyt F, Van De Wiele L, Van Heeringen C. Cloninger's psychobiological model of temperament and character and the five-factor model of personality. Pers Individ Differ. 2000;29(3):441-52.
2. Gratz KL, Moore KE, Tull MT. The role of emotion dysregulation in the presence, associated difficulties, and treatment of borderline personality disorder. Personal Disord. 2016;7(4):344-53.
3. Cullen KR, LaRiviere LL, Vizueta N, Thomas KM, Hunt RH, Miller MJ, et al. Brain activation in response to overt and covert fear and happy faces in women with borderline personality disorder. Brain Imaging Behav. 2016;10(2):319-31.
4. Paris J. The treatment of borderline personality disorder: implications of research on diagnosis, etiology, and outcome. Annu Rev Clin Psychol. 2009;5:277-90.
5. O'Connell B, Dowling M. Dialectical behaviour therapy (DBT) in the treatment of borderline personality disorder. J Psychiatr Ment Health Nurs. 2013;21(6):518-25.
6. Levy KN, Draijer N, Kivity Y, Yeomans FE, Rosenstein LK. Transference-Focused Psychotherapy (TFP). Current Treatment Options in Psychiatry. 2019;6:312-24.
7. Bateman A, Fonagy P. Mentalization based treatment for borderline personality disorder. World Psychiatry. 2010;9(1):11-5.
8. Alvarez-Tomás I, Soler J, Bados A, Martín-Blanco A, Elices M, Carmona C, et al. Long-term course of borderline personality disorder: a prospective 10-year follow-up study. J Pers Disord. 2017;31(5):590-605.
9. Zeifman RJ, Wagner AC. Exploring the case for research on incorporating psychedelics within interventions for borderline personality disorder. J Contextual Behav Sci. 2020;15:1-11.
10. Mithoefer MC, Wagner MT, Mithoefer AT, Jerome L, Martin SF, Yazar-Klosinski B, et al. Durability of improvement in post-traumatic stress disorder symptoms and absence of harmful effects or drug dependency after 3,4-methylenedioxymethamphetamine-assisted psychotherapy: a prospective long-term follow-up study. J Psychopharmacol. 2013;27(1):28-39.
11. Dore J, Turnipseed B, Dwyer S, Turnipseed A, Andries J, Ascani G, et al. Ketamine assisted psychotherapy (KAP): Patient demographics, clinical data and outcomes in three large practices administering ketamine with psychotherapy. J Psychoactive Drugs. 2019;51(2):189-98.

11

Cetamina na abordagem do transtorno de estresse pós-traumático

Ilana Falcão de Arruda
Felipe Corchs

RESUMO

A cetamina tem mostrado potencial no tratamento do transtorno de estresse pós-traumático (TEPT), possivelmente atuando na extinção de ameaças condicionadas, na reconsolidação da memória traumática e em mecanismos de flexibilidade psicológica. Estudos clínicos e pré-clínicos trazem significativa heterogeneidade nos métodos e inconsistência dos resultados. Apesar do uso crescente, ainda há grandes lacunas a serem preenchidas acerca dos modelos de tratamento, especialmente para a psicoterapia associada. Aspectos relacionados à segurança, acessibilidade e custo-efetividade também carecem de investigação. Ao longo do capítulo, apresenta-se uma análise crítica das evidências e propostas para o campo, considerando especificidades do contexto brasileiro.

INTRODUÇÃO

O TEPT é caracterizado por uma reação prolongada a um evento traumático (como experienciar ou testemunhar uma morte ou ameaça de morte, ferimento grave, violência física ou sexual), com curso variável ao longo da vida[1,2]. O quadro é composto essencialmente por sintomas intrusivos relacionados à lembrança da experiência traumática, sensação persistente de ameaça e evitação de situações e estímulos relacionados ao trauma. A presença de sintomas depressivos e ansiosos, bem como a comorbidade com outros transtornos, pode ser observada na maioria dos casos[2,3]. Trata-se de um transtorno psiquiátrico relativamente comum, com prevalência ao longo da vida estimada entre 1,3% e 26%, a depender do país e de variáveis sociodemográficas[1,3] e com taxas de refratariedade de até 50%[4].

A investigação da cetamina e escetamina no TEPT não é nova. Desde 2005, diferentes grupos investigam seu uso no período peritraumático, com resultados conflitantes, refletindo grande heterogeneidade nos métodos[2]; mas, de modo geral, isso não despertou tanto interesse quanto a investigação no tratamento, à qual este capítulo se restringe.

MECANISMOS DE AÇÃO

Como todo transtorno psiquiátrico, o TEPT é uma entidade nosológica de etiologia multifatorial, com determinantes transcategóricos longe de serem completamente esclarecidos. Entretanto, o paradigma de ameaça condicionada tem sido repetidamente utilizado para a descrição dos processos neurocomportamentais desse transtorno, principalmente por seu valor translacional[5]. Esse modelo propõe a modulação das respostas de ameaça como forma de se compreender o desenvolvimento e a manutenção do TEPT, e dois fenômenos são centrais à sua psicopatologia: (a) prejuízos na extinção de ameaças condicionadas e (b) generalização excessiva de estímulos de ameaça[2]. As psicoterapias focadas no trauma (PFT) podem ter parte de seus mecanismos de ação compreendidos a partir de sua interação com tais processos[5].

As PFT também têm o potencial de afetar especificamente a reconsolidação da memória traumática. Em linhas gerais, a extinção pura e simples promoveria uma nova memória na qual os estímulos condicionados ao trauma não mais predizem ameaça. Nesse caso, os dois aprendizados (i.e., as duas memórias) coexistem, e, a depender da história de aprendizado subsequente e controle de estímulos, um ou outro poderá prevalecer. Isso ajuda a explicar o retorno de respostas de ameaça após treinamentos de extinção (e.g. recuperação espontânea). Intervenções que ocorram dentro da janela de reconsolidação de uma memória traumática, como um procedimento de extinção, a modificam de forma mais duradoura ou até permanente. A premissa desse processo é que, cada vez que uma memória é evocada sob certas condições, entra em um "estado lábil" mais permeável à transformação. Ambos os processos envolvem a evocação da memória original, mas, no caso da intervenção sobre a reconsolidação, há um intervalo entre uma evocação mais breve da memória traumática e a intervenção que a modificará[2,5,6]. A busca por agentes farmacológicos capazes de atuar sobre os processos de extinção e de reconsolidação, isolados ou como adjuvantes das PFT, é parte importante das pesquisas sobre TEPT. Justifica-se a discussão de modelos pré-clínicos nesse cenário por se relacionarem com processos comportamentais razoavelmente consensuais das psicoterapias.

Estudos em modelos animais de TEPT e de estresse crônico observaram que a cetamina intraperitoneal reduz comportamentos correlatos a medo contextual, sintomas de TEPT e de ansiedade, tanto por possivelmente melhorar a extinção de ameaças condicionadas, quanto por diminuir a generalização excessiva por pelo menos alguns dias. Esses efeitos parecem variar significativamente de acordo com detalhes metodológicos, sem que se tenha um protocolo ideal e replicável até o momento[2]. Estudos indicam até piora da extinção, com doses e vias de administração próximas do que já foi efetivo em outros[7].

Em um estudo com saguis, a cetamina intramuscular foi administrada imediatamente antes da reativação de uma memória "traumática". Não houve diferença entre grupos durante a reativação, porém, 1 semana depois, os tratados com cetamina evitavam menos o contexto ameaçador[8]. Apesar de limitações metodológicas, é tentador especular paralelos com a terapia de exposição prolongada, na qual a habituação entre, mas não intrassessões, está associada à melhora dos sintomas de TEPT (i.e. menor evitação do contexto ameaçador 1 semana depois, sem mudança durante a reativação)[5,8]. O único estudo semelhante encontrado com humanos observou que a cetamina piorou o aprendizado da extinção em comparação com o placebo, aumentando a reatividade ao estímulo ameaçador[9]. Entretanto, o estudo só avaliou as respostas durante o procedimento de extinção, enquanto benefícios da cetamina parecem ocorrer em momentos mais tardios de reexposição conforme descrito anteriormente[2,5,8]. Pesquisas específicas sobre cetamina e reconsolidação são ainda mais incipientes, mas há evidências de que seu efeito também se manifeste de forma tardia, reduzindo a reatividade ao estímulo condicionado somente após vários dias[2,9].

Os mecanismos neurobiológicos pelos quais a cetamina exerce efeito sobre esses processos ainda estão em investigação. Algumas hipóteses dão conta de que ela compense danos do estresse crônico em áreas relevantes para respostas de ameaça ao promover recuperação neural[2] e que facilite a "desestabilização" de aprendizados (memórias) anteriores. Numerosos estudos investigam tais processos, mas a relação causal entre esses e os processos de aprendizagem operante aqui descritos carece de evidências[5-7,9].

Em se tratando de sujeitos humanos, que contam com repertório verbal costumeiramente descrito como "mais complexo", é mais fácil conjecturar que inúmeros processos de aprendizagem irão articular-se para além dos fenômenos moleculares e interagir com quaisquer intervenções terapêuticas às quais o organismo seja submetido. Apesar disso, observa-se um cisma nas publicações sobre aplicações terapêuticas de psicodélicos. De um lado, têm-se os estudos neurocomportamentais, que focam nos fenômenos relacionados à memória e neuroplasticidade, os quais geralmente utilizam doses menores e sessões repetidas semanais, descrevem efeitos subjetivos como "dissociativos" e, quando há associação de psicoterapia, utilizam abordagens previamente validadas para transtornos relacionados ao trauma[1,4]. De outro lado, tem-se a "literatura psicodélica", na qual a psicoterapia assistida com cetamina (PAC) traz recomendações divergentes, sendo as mais destacáveis (embora não consistentes): doses mais altas, tratamentos mais intensivos (p. ex., "retiros", sessões diárias) e associação de terapias "integrativas"[10,11].*

As publicações da PAC oferecem hipóteses mecanísticas do seu processo frequentemente descritas como "transpessoais"[11], termo com definições inconsistentes, mas que poderia ser aproximado do "*self*-como-contexto" operacionalizado na Terapia de Aceitação e Compromisso (*acceptance and commitment therapy*; ACT), a qual já se mostrou efetiva no tratamento do TEPT[12]. Trata-se de promover por meio da psicoterapia a experiência de um "eu" que transcende autoconceitos, relatos biográficos, pensamentos, sentimentos. Postula-se a existência de um senso de *self* mais fundamental, que é o contexto no qual esses processos mencionados se dão. "Um senso de transcendência através do tempo e do espaço passa a emergir como resultado", permitindo mudanças na relação do sujeito com experiências anteriores e vivências subjetivas, compondo o que a ACT conceitualiza como flexibilidade[12].

Na "literatura psicodélica", não foram encontradas investigações da correlação entre constructos dessa natureza e a melhora clínica no TEPT após uso de cetamina, mesmo nos relatos de caso[10,11]. Desse modo, é bastante desafiador teorizar a respeito do processo da PAC, dado que o grande número de variáveis interpessoais e individuais interagindo num sistema complexo de relações comportamentais, sem qualquer tipo de investigação específica, torna quase impossível a compreensão dos fenômenos.

---

* Apesar dessas "convenções" nas recomendações da literatura da PAC, revisões sistemáticas se utilizam do termo para se referirem a todo tipo de intervenção psicoterápica realizada em protocolo que faz uso de cetamina.

Curiosamente, alguns estudos fora dos contextos de PAC podem oferecer *insights*. Em um estudo observacional com pacientes em tratamento para depressão, com TEPT comórbido, 37% mencionaram seu evento traumático pela primeira vez para a equipe médica após uma lembrança durante sessão com escetamina oral, sugerindo redução da evitação. É possível que isso se deva ao distanciamento afetivo da dissociação provocada pela cetamina, reduzindo a aversividade não só do relato, mas também de sintomas de intrusão cuja ocorrência espontânea também foi identificada durante efeito da cetamina. A exposição a estímulos anteriormente ameaçadores, em um contexto (público ou privado) diferente, pode promover novos aprendizados, conforme discutido no modelo de ameaça condicionada e nas PFT[6,13]. Nesse sentido, os autores sugerem que terapias que incluem elementos específicos de exposição poderiam ter sinergia particular com o uso concomitante de cetamina. Uma hipótese mais especulativa também sugerida por eles é que, ainda no campo dos efeitos dissociativos, a co-ocorrência de despersonalização e algum tipo de rememoração poderia oferecer uma experiência de mudança de perspectiva, na qual o sujeito se veria de fora, tornando-se um observador da sua história e das próprias emoções. Tal mudança de perspectiva poderia ser parte do que promove um *self*-como-contexto e poderia, portanto, promover aceitação e flexibilidade psicológica[12,13].

Apesar da possibilidade de se traçarem paralelos teóricos, as proposições terapêuticas da PAC são em parte opostas ao que os principais autores que estudam cetamina com ou sem psicoterapia para TEPT parecem sugerir[11]. Na PAC, o uso de doses maiores e a crença no valor da intensidade emocional da experiência vão de encontro ao achado de alguns estudos de cetamina no TEPT, os quais parecem indicar que experiências catárticas ou com impacto emocional severo não se associam a melhores desfechos para TEPT, nem para depressão. Ao contrário, um impacto emocional leve foi significativamente associado a melhores respostas em sintomatologia de TEPT nesse mesmo estudo observacional com pacientes em tratamento para depressão (taxa de resposta 91%)[13], e o único ensaio clínico que chegou a testar uma dose ainda menor que a convencional (0,2 *vs.* 0,5 mg/kg) não encontrou diferenças significativas em desfechos sintomatológicos, a despeito de diferenças significativas nos efeitos subjetivos[1]. Uma vez que nenhum desses estudos contou com psicoterapia no modelo proposto pela literatura de PAC e que seja improvável que ela não impacte sobremaneira a relação dos sujeitos com as experiências vivenciadas sob efeito da cetamina, não seria adequado derivar conclusões baseadas nesse conjunto de dados. Por sua vez, as publicações teóricas da PAC não costumam levar em consideração especificidades clínicas dos sujeitos, como predisposição à dissociação, instabilidade do *self*, gravidade de sintomas, propondo em geral abordagens transdiagnósticas que poderiam ser acusadas de nomotéticas sob um olhar mais crítico[11].

Tudo isso posto, fica clara a grande carência de estudos que investiguem mecanismos terapêuticos da cetamina com ou sem psicoterapia no TEPT, evidenciando enormes e numerosas lacunas na literatura da psicoterapia assistida com psicodélicos. Tal informação contrasta com o amplo uso clínico *off-label*, a repetição sistemática em meios científicos de modelos teóricos cujo embasamento é apenas anedótico e a lucratividade permitida por uma abordagem completamente experimental.

EVIDÊNCIAS CLÍNICAS DO USO DE CETAMINA NO TEPT

Em função do pequeno número de estudos clínicos de cetamina para TEPT, inicialmente há que se considerar os ensaios clínicos de forma ampla, independentemente do uso de psicoterapia no desenho. Ressalta-se inclusive o achado de uma das mais recentes revisões sistemáticas com metanálise sobre o tema[1] a respeito da descrição dos ensaios clínicos: metade dos 6 artigos analisados não mencionaram se e/ou quais sujeitos estavam recebendo psicoterapia adjunta, nem se essa psicoterapia abordava conteúdos relacionados à experiência com cetamina. Dos três artigos que mencionam psicoterapia, em apenas dois deles (os quais se referem a um mesmo grupo de pacientes) a modalidade terapêutica fazia parte do tratamento oferecido no protocolo do estudo.

A mesma metanálise traz achados modestos e heterogêneos para cetamina em sintomas de TEPT, com alguns resultados que evidenciam essa heterogeneidade: (a) amostras menores evidenciaram tamanhos de efeito maiores e positivos; (b) placebos "passivos", ou seja, que não causam alterações quantitativas nem qualitativas da consciência, foram significativamente associados a resultados favoráveis à cetamina; (c) resultados pela *Clinician-Administered PTSD Scale for DSM-5* (CAPS-5), uma entrevista estruturada para diagnóstico de TEPT realizada por profissionais, tenderam a ser mais favoráveis à cetamina. A heterogeneidade da psicoterapia nos protocolos não foi explorada, ainda que os estudos nos quais ela foi mencionada tenham apresentado maior tamanho de efeito favorável à cetamina. Uma outra metanálise, a qual incluiu pacientes de estudos caso-controle e coorte, novamente sem mencionar descrições a respeito do tratamento psicoterápico, identificou outro ponto de heterogeneidade nos estudos incluídos com influência nos resultados: a duração do diagnóstico. Houve benefício do controle em relação à cetamina no manejo de TEPT "recente" (< 1 ano), sugerindo que a cetamina administrada em curso relativamente inicial do quadro poderia piorar os sintomas[3].

Em concordância com esse panorama, a última metanálise encontrada[4] avaliando especificamente a cetamina combinada a qualquer forma de psicoterapia para TEPT precisou incluir estudos abertos e séries de casos a fim de aumentar o tamanho amostral, que mesmo assim foi pequeno (4 estudos, N = 58). Assim, seus resultados favoráveis à cetamina também devem ser interpretados com cautela, uma vez que a alta heterogeneidade da amostra se manteve, mesmo com a escolha de se agrupar as análises de acordo com a escala de sintomas utilizada no estudo.

Em contrapartida aos aparentemente promissores resultados da adjuvância da psicoterapia com cetamina, um ensaio clínico randomizado de 2023 que combinou um procedimento de evocação da memória traumática por clipe de áudio (120 segundos de duração, apresentado 3 vezes) seguido de infusão de cetamina *versus* midazolam, com terapia de exposição "intensiva" nos dias seguintes (princípios da exposição prolongada sendo realizados de forma condensada em 4-5 sessões, em dias consecutivos), não encontrou benefício da cetamina, com todos os grupos melhorando significativamente em até 60 dias de acompanhamento após a infusão[6]. Esse modelo de psicoterapia já foi testado, sem cetamina, com resultados até melhores do que os reportados por Duek et al.[14] Embora a comparação fique prejudicada pelo uso de medidas sintomáticas diferentes nos dois estudos, o segundo apresentou taxas de remissão acima de 70% para a mesma intervenção. Vários elementos desse estudo merecem ser destacados, por se diferenciarem do protocolo de estudos favoráveis à cetamina, clínicos e pré-clínicos: (a) a infusão foi feita imediatamente após o procedimento de evocação e durou 40 minutos, o que possivelmente limitou o efeito da cetamina ao que seria a janela de reconsolidação, sem que nenhuma intervenção tenha sido associada nesse período; (b) a terapia de exposição prolongada foi iniciada 24 horas após a evocação + infusão, o que a coloca fora de qualquer janela relacionada a um efeito imediato destes procedimentos; (c) nenhuma infusão adicional foi feita (enquanto todos os outros estudos clínicos realizaram 3-6 infusões ao longo de semanas, exceto um).

Vale fazer comparação mais específica com o único outro ensaio clínico que fez uso de apenas uma infusão de cetamina e associou psicoterapia ao protocolo: o estudo de 2018 de Pradhan et al., conforme citado em Philipp-Muller et al.[4], realiza "terapia de exposição e reconsolidação baseada em *mindfulness*" com protocolo mais prolongado que de Duek et al.[6]. Na primeira semana foram realizadas 3 sessões breves (10 minutos), a primeira durante a infusão e as seguintes no 2º e no 8º dia após. A seguir, foram realizadas sessões "completas" (45 minutos) semanalmente, durante 9 semanas, totalizando 12 sessões. Novamente, embora o valor translacional dos modelos laboratoriais de TEPT deva ser questionado, é interessante que a resposta dos sujeitos nesse ensaio seja em algum grau análoga ao observado em algumas pesquisas com não humanos. Não houve diferença estatisticamente significativa na pontuação da PCL (*Posttraumatic Stress Disorder Checklist*, escala autoaplicada para rastreio de sintomas de TEPT) entre grupos após 24 horas da 1ª intervenção, com ambos os grupos cumprindo critério de resposta ao tratamento, mas esta foi sustentada por tempo significativamente maior no grupo cetamina em comparação com placebo (34 *versus* 16 dias). Por outro lado, esse não foi um estudo cego, uma vez que o placebo utilizado foi solução salina.

Ainda, o uso de benzodiazepínico como controle nesses ensaios deve suscitar discussão, uma vez que, embora seus efeitos agudos possam mimetizar parcialmente os efeitos da cetamina e contribuir para melhora do cegamento, ou até reduzir sintomas de hiperexcitabilidade nas primeiras horas pelo seu efeito ansiolítico, diminuindo a diferença entre os grupos, dados evidenciam prejuízo com o uso de alprazolam durante terapia de exposição[15], o que aumentaria falsamente a diferença entre grupos. Um dos ensaios clínicos que aparecem em Borgogona et al.[1] com um dos maiores tamanhos de efeito fez uso de benzodiazepínico como controle, enquanto a metanálise agrupada por tipo de controle não encontrou benefício significativo da cetamina nas primeiras 24 horas quando o controle era benzodiazepínico. Dessa forma, fica razoavelmente evidente o grande número de variáveis de confusão e outros vieses que precisam ser considerados simultaneamente ao se tentar tirar conclusões acerca dos dados produzidos por esses estudos.

RISCOS POTENCIAIS

Dado que os estudos clínicos de cetamina e escetamina para o TEPT ainda são escassos, dados sobre segurança são limitados. Mesmo no tratamento da depressão, para o qual já há aprovação nos Estados Unidos e no Brasil, uma revisão sistemática recente denunciou subnotificação de riscos potenciais das intervenções com cetamina[1].

Os efeitos colaterais somáticos mais comuns durante a infusão costumam ser visão turva, aumento de pressão arterial transitória, tontura, boca seca, inquietação, náusea e vômitos e cefaleia, todos facilmente manejáveis no ambiente terapêutico[2]. Já os efeitos relacionados à experiência subjetiva precisam ser mais bem investigados e certamente impactarão de maneira diferencial o tratamento a depender da psicoterapia associada.

Um estudo observacional retrospectivo de depressão resistente com TEPT comórbido traz 22 casos nos quais *flashbacks* do trauma índice ocorreram durante o efeito agudo da escetamina intranasal prescrita para o episódio depressivo. A grande maioria (95%) classificou o impacto emocional da experiência como "moderado" ou "severo", e 27% interromperam o tratamento em função dos *flashbacks*[13]. Um pequeno número de pacientes também interrompe o tratamento nos estudos clínicos em função de experiências aversivas durante a infusão de cetamina, tanto em cenários com quanto sem psicoterapia associada. Apesar disso, nenhum estudo citado em nossas referências reporta a ocorrência de efeitos adversos relacionados a sintomas dissociativos ou psicóticos para além de um curto período durante a infusão[2,4]. Considerando o quanto esses estudos ainda são pequenos e quanta informação sobre psicoterapia assistida é derivada de relatos e séries de casos, a avaliação dos *drop-outs*, dos não respondedores (que pode chegar a quase 50%) e daqueles cujos sintomas pioram poderia ser bastante valiosa pensando na aplicação desses modelos em larga escala[11].

Uma preocupação adicional bastante negligenciada nas referências aqui citadas é o potencial de abuso da cetamina, que vem aparecendo cada vez mais na literatura do tratamento de depressão resistente, mas ainda não é endereçada nos estudos de transtornos relacionados ao trauma[2]. Isso pode ser explicado pela ausência de estudos avaliando o uso prolongado da cetamina nesse cenário, com os protocolos restritos no tempo, porém algumas abordagens da PAC envolvem uso domiciliar de cetamina sublingual, com supervisão parcial, o que aumenta consideravelmente o risco de abuso e efeitos adversos não controláveis[11]. Dado o que se tem sobre duração das respostas nos poucos estudos com acompanhamento mais longo e extrapolando também o observado no tratamento da depressão, é possível que tratamentos de manutenção com cetamina venham a ser considerados[1]. Assim, parece pertinente a recomendação de que os procedimentos de psicoterapia que envolvam a administração de cetamina sejam feitos em ambiente controlado, com a presença de equipe experiente tanto no uso de cetamina quanto no manejo de intercorrências psiquiátricas e clínicas[2].

PROPOSTAS

Como foi exposto ao longo do capítulo, ainda se está bastante distante de se poder indicar com confiança o uso de cetamina, com ou sem psicoterapia, para o tratamento do TEPT. As inúmeras perguntas sem resposta nesse campo de pesquisa tornam pouco atraente a ideia de indicar um tratamento que, no Brasil, quando puramente medicamentoso, já tem custos elevados a ponto de ser impeditivo para a grande maioria da população, quanto mais executado dentro do modelo proposto pela maioria dos protocolos de PAC. Assim como os modelos atuais de psicoterapia assistida com psicodélicos de modo geral, há uma demanda considerável de tempo, profissionais e espaços, que tornam a sua aplicabilidade até o momento inviável em nível de saúde coletiva, ainda que futuros estudos de implementação possam verificar essa hipótese de maneira mais adequada. Por essa razão, parece importante que pesquisadores em países do sul global estejam particularmente preocupados com a decomposição e investigação cuidadosas dos diferentes componentes desses tratamentos, a fim de identificar o que é de fato relevante para os desfechos clínicos, em detrimento da repetição de protocolos importados de países europeus e norte-americanos sem reflexão crítica.

Em cenários específicos nos quais haja ampla disponibilidade de recursos, pacientes refratários com prejuízo significativo, que já tenham sido submetidos a tratamento medicamentoso adequado e PFT realizada por profissionais experientes com boa adesão, poderiam ser considerados candidatos a tratamentos experimentais. Drozdz et al.[11] sugerem princípios gerais a serem implementados na PAC, aos quais incluímos algumas especificidades da abordagem dos pacientes com TEPT, encontrados no Quadro 1.

É ético que os pacientes conheçam as diferentes possibilidades de aplicação da cetamina no TEPT, especificidades quanto à dose e intensidade do tratamento, para que eles próprios possam escolher o que gostariam de testar, em se tratando de uso *off-label* fora de protocolos de pesquisa. A necessidade de explicitar a falta de estudos sobre eficácia e segurança pode contribuir negativamente para a construção de expectativa, já apontada como elemento importante nos resultados das psicoterapias assistidas com psicodélicos, mas também inescapável do ponto de vista ético.

QUADRO 1 Princípios básicos da psicoterapia assistida com cetamina para pacientes com transtorno de estresse pós-traumático

1. Sessões de preparação envolvendo o estabelecimento de aliança terapêutica, fortalecimento de vínculo, alinhamento de expectativas e definição de objetivos realistas para o tratamento.
2. Acompanhamento das infusões de cetamina por equipe qualificada a fim de garantir: a. segurança do paciente. b. manejo da intensidade dos estímulos relacionados ao trauma. c. oferta de conforto e auxílio na navegação de experiências desafiadoras. d. incentivo à autonomia ao longo da experiência. e. exploração de processos relacionados à flexibilidade psicológica. f. promoção de autocompaixão.
3. Psicoterapia adicional após o término das infusões de cetamina, para permitir a integração e elaboração das experiências ocorridas durante a PAC.

Fonte: adaptado de Drozdz et al., 2022[11].

CONSIDERAÇÕES FINAIS

Sendo a cetamina uma das únicas novidades no tratamento dos transtornos do humor nos últimos 60 anos e a psicoterapia assistida com psicodélicos um tópico de grande interesse acadêmico e midiático atual, com particulares avanços nas propostas de MDMA para TEPT, faz sentido o interesse particular nessa combinação. Entretanto, as pesquisas com psicodélicos encontram obstáculos justamente na confusão de interesses materiais que determinam seu desenvolvimento.

Parece haver justificativa tanto teórica, quanto de modelos experimentais, para se continuar investigando a combinação de cetamina com diferentes abordagens psicoterápicas no tratamento do TEPT. Entretanto, é preciso que as publicações relacionadas, desde os relatos de caso até os ensaios clínicos randomizados, sejam transparentes nas informações (tanto em relação aos dados quanto aos conflitos de interesse de autores e instituições financiadoras) e tenham interesse na investigação e no questionamento dos seus modelos teóricos. Uma integração entre os paradigmas "psicodélico" e "neurocomportamental" também parece vital para otimizar os avanços das pesquisas e consolidar os achados até aqui em um paradigma dotado de validade interna.

Como mencionado na seção anterior, é papel de pesquisadores e clínicos em países com desigualdades socioeconômicas marcantes como o Brasil se preocuparem com elementos como acessibilidade e implementabilidade de novos tratamentos em saúde mental. Vale lembrar que, enquanto pesquisas no norte global se preocupam com dados acerca da efetividade dos tratamentos padrão-ouro no TEPT e daí buscam potencializá-los, no Brasil o acesso a tratamento especializado em saúde mental de qualquer natureza já é um gargalo significativo na saúde pública. As PFT têm eficácia amplamente reconhecida, porém a parcela de pacientes que teriam indicação para receberem essa abordagem e de fato têm acesso é desconhecida e provavelmente ínfima. Portanto, investigações que possam ir na direção de simplificar protocolos e aumentar custo-efetividade das intervenções são de suma importância.

REFERÊNCIAS BIBLIOGRÁFICAS

1. Borgogna NC, Owen T, Vaughn J, Johnson DAL, Aita SL, Hill BD. So how special is special K? A systematic review and meta-analysis of ketamine for PTSD RCTs. Eur J Psychotraumatology. 2024;15:2299124.
2. Feder A, Rutter SB, Schiller D, Charney DS. The emergence of ketamine as a novel treatment for posttraumatic stress disorder. Adv Pharmacol. 2020:89:261-86.
3. Du R, Han R, Niu K, Xu J, Zhao Z, Lu G, et al. The multivariate effect of ketamine on PTSD: systematic review and meta-analysis. Front Psychiatry. 2022;13:813103.
4. Philipp-Muller AE, Stephenson CJ, Moghimi E, Shirazi AH, Milev R, Vazquez G, et al. Combining ketamine and psychotherapy for the treatment of posttraumatic stress disorder: a systematic review and meta-analysis. J Clin Psychiatry. 2023;84:45459.
5. Milad MR, Norrholm SD, organizadores. Fear extinction: from basic neuroscience to clinical implications [internet]. Cham: Springer International Publishing; 2023 (Current Topics in Behavioral Neurosciences; vol. 64).
6. Duek O, Korem N, Li Y, Kelmendi B, Amen S, Gordon C, et al. Long term structural and functional neural changes following a single infusion of Ketamine in PTSD. Neuropsychopharmacology. 2023;48:1648-58.
7. Clifton NE, Thomas KL, Hall J. The effect of ketamine on the consolidation and extinction of contextual fear memory. J Psychopharmacol (Oxf). 2018;32:156-62.
8. Philippens IHCHM, Draaisma L, Baarends G, Krugers HJ, Vermetten E. Ketamine treatment upon memory retrieval reduces fear memory in marmoset monkeys. Eur Neuropsychopharmacol. 2021;50:1-11.
9. Corlett PR, Cambridge V, Gardner JM, Piggot JS, Turner DC, Everitt JC, et al. Ketamine effects on memory reconsolidation favor a learning model of delusions. PLoS ONE. 2013;8:e65088.
10. Dames S, Kryskow P, Watler C. A Cohort-based case report: the impact of ketamine-assisted therapy embedded in a community of practice framework for healthcare providers with PTSD and depression. Front Psychiatry. 2022;12:803279.

11. Drozdz SJ, Goel A, McGarr MW, Katz J, Ritvo P, Mattina G, et al. Ketamine assisted psychotherapy: a systematic narrative review of the literature. J Pain Res. 2022;15:1691-706.
12. Dixon MR, Hayes SC, Belisle J. Acceptance and commitment therapy for behavior analysts: a practice guide from theory to treatment. Nova York: Routledge; 2023.
13. Rothärmel M, Mekaoui L, Kazour F, Herrero M, Beetz-Lobono EM, Lengvenyte A, et al. Esketamine-induced post-traumatic stress disorder flashbacks during treatment-resistant depression indication: is it just a side effect? medRxiv. 2024;2024.01.09.24300998.
14. Ehlers A, Hackmann A, Grey N, Wild J, Liness S, Albert I, et al. A randomized controlled trial of 7-day intensive and standard weekly cognitive therapy for PTSD and emotion-focused supportive therapy. Am J Psychiatry. 2014;171:294-304.
15. Rothbaum BO, Price M, Jovanovic T, Norrholm SD, Gerardi M, Dunlop B, et al. A randomized, double-blind evaluation of D-cycloserine or alprazolam combined with virtual reality exposure therapy for posttraumatic stress disorder (PTSD) in Iraq and Afghanistan War Veterans. Am J Psychiatry. 2014;171:640-8.

12

Cetamina na abordagem de problemas por uso de substâncias

Bruno Miralha Nocko
André Brooking Negrão

RESUMO

Os transtornos por uso de substâncias (TUS) são difíceis de tratar, mesmo com terapias combinadas psicossociais e medicamentosas. Apesar de serem mais eficazes juntas, a taxa de sobriedade sustentada permanece abaixo de 30%, reforçando a necessidade de novas abordagens terapêuticas. Este capítulo faz uma breve revisão bibliográfica do uso da cetamina nos TUS até o momento e apresenta detalhadamente um caso clínico para exemplificar sua utilidade no tratamento de TUS associado à depressão. Na discussão, salientam-se aspectos relevantes do tratamento, bem como o risco de conversão do uso terapêutico da cetamina para situações de uso indevido ou abuso da substância.

INTRODUÇÃO E BREVE REVISÃO BIBLIOGRÁFICA

Os TUS são frequentemente refratários ao tratamento a despeito dos avanços das intervenções psicossociais combinadas ou não com medicamentos[1]. A ação combinada é mais eficaz e mesmo assim gera menos de 30% na taxa de sobriedade sustentada, o que leva à busca por novas abordagens para o tratamento dos TUS. Historicamente, o tratamento com cetamina nos TUS passa a ser usado e seu protocolo de administração aprimorado com os trabalhos iniciais de Krupitsky e Grinenko (1997)[2]. Cuidando de pacientes na Rússia com alcoolismo, o protocolo em muito se assemelha aos passos seguidos na terapia assistida com cetamina (TAC) descritos neste livro. As taxas de recuperação foram de 64% após 1 ano, dado que gerou entusiasmo para estudos controlados a partir de então.

Os estudos controlados com placebo em que a cetamina foi usada para o tratamento de TUS são poucos, e a aprovação do seu uso, até o momento, não inclui os TUS. Assim, seu uso, tanto aqui como fora do país, é feito de modo *off-label*. Estudos completados e em andamento mostram resultados que demonstram um efeito favorável na recuperação de pacientes com TUS para diferentes substâncias de abuso, incluindo o álcool[3].

Nos estudos para usuários de cocaína, foram encontradas melhoras na fissura, na motivação e na diminuição das taxas de uso de cocaína, embora as conclusões precisem ser vistas com cautela, uma vez que as amostras foram pequenas, há uma população não homogênea e um curto acompanhamento após a intervenção. Estudos sobre transtornos por uso de álcool e opioides encontraram melhora nas taxas de abstinência no grupo da cetamina, com efeitos significativos entre os grupos observados por até 2 anos após uma única infusão, embora estes não tenham sido ensaios controlados por placebo. Esses resultados sugerem que a cetamina pode facilitar a abstinência de diferentes substâncias de abuso e justifica uma investigação mais ampla no tratamento da dependência.

A cetamina se mostrou promissora em ensaios clínicos randomizados (maior número de dias em sobriedade, redução dos dias de beber pesado, menor quantidade de álcool ingerido) tanto quando usada isoladamente, bem como quando combinada com intervenções clássicas para o tratamento do alcoolismo (terapia cognitivo-comportamental, entrevista motivacional)[4]. Porém, a título de comparação, os estudos de cetamina em TUS foram do tipo fase II, em que cada estudo avalia menos de 100 pessoas em comparação com mais de 20 mil pacientes que já participaram de estudos de fase III, multicêntricos, usando a naltrexona, um dos medicamentos já aprovados para o tratamento do alcoolismo[5].

A utilidade das intervenções psicoterápicas como adjuvantes da farmacoterapia com cetamina no tratamento de dependências ainda é pouco estudada, sejam elas abordagens já estabelecidas para o tratamento de TUS ou desenhadas especificamente para a administração de cetamina[6]. No entanto, são necessárias pesquisas adicionais para examinar intervenções comportamentais que possam ser sinérgicas com a farmacoterapia da cetamina e ajudar a melhorar os resultados do tratamento em longo prazo.

As conclusões sobre os efeitos positivos da cetamina para os TUS, baseadas em evidências científicas, devem ser interpretadas com cautela, pelo alto risco de viés dos estudos incluídos nas revisões sistemáticas e nos ensaios clínicos randomizados feitos até o momento. Ou seja, são necessários ensaios clínicos controlados robustos com amostras maiores e cegamento comprovado para fornecer resultados precisos sobre a eficácia clínica, estratégias de dosagem e perfil de segurança da cetamina, isolada ou em terapia assistida para o tratamento dos TUS.

CASO CLÍNICO

Descreveremos o acompanhamento de uma paciente feito por nossa equipe composta por psiquiatras, psicólogos, acompanhantes terapêuticos e *trip sitters* entre 2017 e 2024. Salientaremos os ganhos pessoais com a terapia assistida e discutiremos as ações terapêuticas adotadas à luz das evidências de estudos clínicos em que a cetamina foi indicada, isoladamente ou associada à TAC, no tratamento do TUS e da depressão.

Os marcos temporais do uso de substâncias e recursos terapêuticos foram: 2017, uso de cocaína e prescrição de medicamentos sedativos/antidepressivos; 2018, cessa a cocaína e faz uso indiscriminado de medicamentos; 2018 a 2020, desenvolve abuso de diazepam e várias trocas de medicamentos são feitas; no final de 2020, é iniciada a desprescrição de diazepam; 2021, inicia a terapia individual; 2022, inicia a TAC semanal e interrompe o uso de diazepam, porém retoma o uso de álcool e abusa da quetiapina; 2023, a TAC é mantida e adota-se a redução de danos do álcool e o consumo de quetiapina diminui; de 2023 a 2024, TAC quinzenal, os ajustes de medicamentos ficaram esparsos, e o uso de álcool fica restrito.

Histórico da paciente

Joana é engenheira, tem 55 anos, separada, do sexo feminino, trabalha de forma autônoma. Ela é a terceira de 5 irmãs e oriunda de uma família com poucos recursos financeiros. Sua mãe fazia pequenos trabalhos e dedicava a maior parte do tempo aos serviços domésticos. Seu pai, vendedor itinerante, estava frequentemente ausente de casa.

Ela relata que o ambiente familiar era regido por discussões constantes entre seus genitores sobre questões financeiras e o beber excessivo do pai. Joana descreve a mãe como autoritária e implacável, cuja rigidez se manifestava no comportamento agressivo verbal e físico para disciplinar as filhas. Seu pai era tido como uma figura que procurava brincar e cuidar quando estava em casa. Joana reconhece que, embora fosse afetuoso, seu pai era impotente diante da violência da esposa. Esses atos de violência colaboraram para criar um ambiente de medo e insegurança que permearam sua infância e adolescência.

Joana foi dedicada aos estudos e era considerada uma das melhores alunas da turma. No entanto, seus esforços não eram reconhecidos pela mãe. Absorta pelas preocupações diárias, a mãe de Joana era pragmática. Para ela, tirar boas notas era sinônimo de obrigação. Ao completar 17 anos, ela passou no vestibular para engenharia e saiu de casa. Ela construiu uma carreira sólida na engenharia trabalhando em empreendimentos de âmbito nacional. Nessa época, Joana iniciou o uso problemático de álcool e relata que essa foi uma resposta à necessidade de lidar com a carga de trabalho nas empresas. O álcool também facilitava a sociabilização, tornando-a mais gentil no convívio pessoal.

Joana saiu da vida corporativa para trabalhar como autônoma em busca de uma melhor qualidade de vida, porém o uso do álcool passou a ser diário, com inúmeros prejuízos pessoais. Depois de várias tentativas com e sem assistência profissional, interrompeu o uso em 2013, mas, em 2014, iniciou o uso de cocaína. A recorrência à cocaína foi incorporada ao seu dia a dia de trabalho como autônoma. Com a progressão do uso, vieram os problemas associados: períodos de desesperança, sintomas depressivos e ideação suicida. Joana decide novamente procurar ajuda profissional, dessa vez com a nossa equipe, em 2017.

Como visto, ela parou o uso de cocaína no início de 2018, porém seu uso de medicações psiquiátricas se tornou indiscriminado. Frequentemente desrespeitava as orientações médicas e gerenciava suas medicações, ajustando doses e fazendo combinações por conta própria. Mostrava-se desconfiada, minimizava e desconsiderava as orientações e os apontamentos apresentados, interrompendo e questionando os terapeutas quando contrariada. Em diversos momentos, dizia do seu desejo por interromper o tratamento, às vezes questionando a abordagem do psicólogo, às vezes a do psiquiatra.

Seu nível alto de exigência a levava a trabalhar de forma extenuante, sem pausas ou concessões para o lazer. Ela se definia como viciada em trabalho, incapaz de relaxar ou de encontrar espaços para atividades além do seu ofício. Trabalhar em grupo era um desafio para ela, frustrando-se com o que percebia como falta de comprometimento dos colegas. Ela também tinha dificuldade de sustentar amizades e suas relações eram permeadas por conflitos, pois explodia em episódios de raiva quando as coisas não saíam como esperado ou quando ela se via contrariada em seu desejo. Queixava-se da incapacidade dos outros de acompanhar seu ritmo acelerado e seu padrão elevado de qualidade, o que a deixava ainda mais isolada. Em terapia, Joana reconhecia que parte desses problemas acontecia devido à sua própria falta de flexibilidade e do quanto esse temperamento era semelhante ao de sua mãe. Ou seja, ela compreendia que sua postura rígida e expectativas irrealistas contribuíam para os atritos que ela vivia em suas relações profissionais.

Foram feitas tentativas de explorar possibilidades que pudessem trazer maior equilíbrio à sua vida, além do foco obsessivo no trabalho, mas a paciente relatava que sentia um profundo vazio, que não lhe permitia sentir prazer ou relaxar. A única forma de escapar dessa sensação era o uso de álcool, no passado, ou de sedativos, à época do tratamento. Joana reiterava que "o mundo não fazia sentido se ela não estivesse louca". Porém, o abuso de sedativos, como o diazepam e, no passado, o álcool, era seguido por uma "ressaca moral" que durava dias. Durante esse período, Joana enfrentava queda de concentração no trabalho, acompanhada por um profundo sentimento de culpa, evidenciado pela falha inaceitável de não conseguir controlar o uso. Esse ciclo de arrependimento muitas vezes a levava a um novo abuso e a um aumento na carga de trabalho como forma de autorredenção.

A TAC

Diante do insucesso das abordagens, a equipe indicou a cetamina para o manejo dos sintomas depressivos e ideação suicida e como auxílio na retirada de benzodiazepínicos em 2022. A adoção da modalidade de TAC foi feita como norma de segurança, bem como oportunidade de trabalhar os conteúdos subjetivos evocados pelos estados não usuais de consciência. A escetamina subcutânea semanal (0,5 a 1 mg por kg/peso) por 8 sessões iniciais foi feita em um hospital particular da cidade de São Paulo.

Pelo histórico da paciente, caracterizado por baixa adesão às orientações, comportamentos impulsivos e postura rígida, optou-se por adotar um protocolo flexível da TAC. O foco foi avaliar os benefícios e contratempos de forma contínua, sessão a sessão, sem estabelecer um número mínimo ou máximo de encontros, nem uma frequência fixa. Nas primeiras sessões, ela contou com o suporte de um *trip sitter* que era responsável pelos encontros de preparação anteriores à administração da cetamina, bem como por um encontro de integração posterior à sessão e por sua psicoterapia.

Seu discurso anterior à escetamina girava em torno da necessidade de "enlouquecer" para suportar o peso da solidão, tristeza e excesso de trabalho que dominavam sua vida. Joana afirmava que viver sem experimentar esse tipo de loucura não fazia sentido. No entanto, enquanto o uso de sedativos e, como descrito adiante, o uso do álcool representavam uma tentativa de fuga e alienação de sua rotina, gerando um ciclo destrutivo de culpa e reparação por meio do trabalho, as experiências psicodélicas com cetamina lhe proporcionaram uma "loucura" diferente. Uma espécie de encantamento reflexivo junto às percepções sensoriais intensas. Paralelamente, foi possível reduzir, tolerar os efeitos de abstinência da retirada do diazepam e, finalmente, suspender seu uso, sugerindo que a experiência psicodélica lhe proporcionava uma nova forma de alívio e bem-estar.

O foco na integração era permitir que ela experimentasse o encanto e a beleza das sessões, sem a pressão de elaborar significados profundos. Esse enfoque contemplativo permitia que a paciente se conectasse com a experiência de maneira mais genuína, sem cair nas armadilhas de controle e rigidez que costumavam dominar sua vida cotidiana. A equipe formulou a hipótese de que a abertura para o "mundo encantado" da experiência psicodélica era uma oportunidade valiosa para ela. Joana, que apresentava uma notável dificuldade em sentir prazer, parecia encontrar nas sessões algo que lhe era profundamente inacessível no cotidiano.

Durante as primeiras sessões de cetamina, Joana frequentemente tentava exercer algum controle sobre a experiência, típica de sua postura cotidiana, limitando a profundidade da vivência. No entanto, com o suporte das sessões de preparação e integração, a equipe conseguiu trabalhar junto com ela a importância da flexibilidade e do abandono do controle. Aos poucos, ela permitiu que a "viagem" ocorresse de forma mais livre e com menor resistência, produzindo maior bem-estar e viagens com maior profundidade.

O "encantamento" inicial gerou preocupações na equipe, que se questionava se o uso da cetamina poderia desencadear um padrão de comportamento aditivo repetindo padrões compulsivos já observados em seu histórico de uso de álcool, cocaína e medicações psiquiátricas – preocupações que chegaram a ser discutidas com a própria paciente. No entanto, em nenhum momento Joana mostrou qualquer intenção de buscar cetamina por meios ilícitos, como no mercado paralelo, ou exibir sinais de dependência química. O uso da substância permaneceu restrito ao ambiente terapêutico e controlado. Todavia, era comum que, em momentos de maior angústia emocional, Joana solicitasse sessões extras de cetamina, o que indicava sua busca pela sensação de alívio proporcionada pela experiência psicodélica. Essas solicitações eram sempre avaliadas cautelosamente pela equipe, aceitas ou não, com base nas necessidades terapêuticas da paciente.

À medida que houve melhora global da paciente (redução da desesperança e dos sintomas depressivos e retomada das rotinas sociais), ela retomou o uso de álcool. Isso gerou uma apreensão por parte da equipe, e a própria Joana era crítica a respeito, porque voltara a fazer o uso em porres seguidos de culpa extrema, falas e gestos impulsivos de desesperança e depressão que a remeteram ao seu passado de abuso. Porém, diferentemente do que vivia quando do uso de álcool, os dias seguintes às sessões de cetamina eram marcados por uma sensação de paz duradoura. Esse estado de tranquilidade contrastava com o ciclo de culpa gerado pelo uso de álcool, oferecendo-lhe uma pausa significativa do sofrimento habitual.

Progressivamente, as experiências com cetamina ficaram mais significativas e estruturadas. Diferentemente do uso caótico do álcool, a cetamina entrou em uma instância mais organizada e ritualizada: havia um horário específico para o uso, uma dose controlada e um preparo meticuloso. Joana parecia se apropriar desse processo, criando sua própria ritualística em torno da experiência. Ela instituiu as quintas-feiras como um dia dedicado ao autocuidado, durante o qual se preparava física e emocionalmente para as sessões. Ela optou por não trabalhar antes ou depois das sessões, criando um espaço protegido para a experiência. Esse ritual era distinto de seus comportamentos anteriores, marcados pelo uso indiscriminado de substâncias. A organização e o cuidado que ela aplicava ao processo de cetamina indicavam uma transformação importante em sua abordagem ao uso de substâncias e álcool.

Ao longo do trabalho psicoterapêutico, as experiências de Joana com a cetamina começaram a se tornar mais densas e emocionalmente significativas. Temas de maior profundidade passaram a emergir, trazendo à tona questões antes latentes. Por exemplo, Joana visualizou sua mãe sob a forma de um totem gigante, uma figura que tudo via, tudo sabia e a controlava completamente. Essa visão simbólica abriu um novo caminho para o aprofundamento nas sessões subsequentes de psicoterapia. A partir dessa experiência, as discussões terapêuticas se tornaram mais focadas em sua relação com a mãe, explorando suas identificações com a figura materna e como essa presença influenciava suas escolhas e comportamentos. A imagem do totem foi determinante para que Joana começasse a perceber padrões de funcionamento repetitivos, sobretudo ligados ao controle e à rigidez, aspectos centrais em sua dinâmica psíquica.

Em outro momento significativo de suas experiências com a cetamina, Joana se viu recebendo pessoas em sua casa recém-reformada, ao lado de um parceiro novo, cheio de vida e energia. Essa visão foi interpretada pela equipe como um símbolo de renovação e abertura. A casa, reformada e acolhedora, parecia representar a construção de um espaço interno renovado, onde Joana, que até então vivia de forma isolada e rígida, começava a se permitir a presença do outro. A casa não era apenas um cenário físico, mas um espaço simbólico de acolhimento, onde ela poderia se reconectar com sua capacidade de estabelecer vínculos afetivos e de confiar nas pessoas.

Quanto ao consumo de álcool, Joana mostrou um ajuste, restringindo o consumo a situações pontuais, como confraternizações ou viagens. Essa nova postura indicava maior controle e uma relação mais consciente com a substância, contrastando com o uso descontrolado e cotidiano que ela mantinha. A mudança foi percebida não apenas na frequência do consumo, mas também na forma como Joana abordava a questão do álcool, mostrando maior reflexão sobre os momentos em que bebia e suas consequências.

Esse processo foi interpretado pela equipe como um sinal positivo de amadurecimento, em que Joana começou a desenvolver uma relação menos compulsiva e mais moderada com o álcool. Embora o uso não tivesse sido interrompido, a modificação em seu padrão indicava um avanço em direção a uma vida com maior equilíbrio e menos dependência emocional e física das substâncias.

Embora Joana ainda enfrentasse uma relação complexa com o trabalho, ela começou a expressar a necessidade de diversificar seus projetos de vida, buscando objetivos que iam além das demandas profissionais. A cetamina, em particular, parece ter desempenhado um papel crucial nesse processo, permitindo-lhe maior abertura para contemplar a vida sob novas perspectivas.

Em relação ao uso de medicações como a quetiapina, tomada quatro vezes ao dia, houve uma redução da dose total e organização em duas tomadas diárias, o que representou um passo importante em sua jornada de autocuidado. Esse movimento não só lhe ofereceu maior espaço para enfrentar o vazio que a acompanhava, mas também a encorajou a lidar com suas emoções de maneira mais direta, sem a mediação constante de substâncias. Essa abertura para o desconhecido e o não resolvido indicou um amadurecimento em sua busca por um estilo de vida mais equilibrado e significativo: "Tenho que encarar o que vem"[*sic*]. Até o momento, as sessões são feitas quinzenalmente, a terapia é semanal, e as consultas com o psiquiatra são mensais, com ajustes pontuais de medicamentos.

DISCUSSÃO

Sintomas depressivos e ideação suicida

Após a série de cetamina, vimos um alívio dos sintomas depressivos, marcadamente, ideação suicida. Isso está em linha com as revisões sistemáticas e metanálises, em que se faz uma compilação retrospectiva dos estudos controlados com o benefício de uma maior precisão do real efeito benéfico de uma intervenção, mostrando a eficácia da cetamina no tratamento da depressão refratária. Uma maneira como a cetamina pode exercer seus efeitos favoráveis em TUS é justamente o seu efeito como antidepressivo. Primeiro, a cetamina já tem lugar estabelecido como antidepressivo rápido, tão ou mais eficaz que medicamentos convencionais tendo ação potente sobre ideação suicida crônica em casos de depressão refratária[7]. Segundo, há uma taxa elevada de coexistência (comorbidade), diagnosticada ou não, entre transtorno depressivo maior e TUS[8]. Terceiro, a presença de sintomas depressivos está associada à recaída do uso de álcool e pacientes com depressão usam álcool, em parte, para alívio dos sintomas depressivos, o que evidencia uma relação de dupla-via de influência entre o ato de beber e os sintomas emocionais dos quadros depressivos[9]. Portanto, um medicamento que possa aliviar de forma rápida e confiável os sintomas de depressão (ou seja, cetamina) em pessoas com TUS pode ser eficaz na promoção de períodos prolongados de sobriedade.

Comportamentos ligados ao uso indevido de medicamentos e abuso de álcool

Quanto ao consumo recorrente de substâncias psicoativas, incluindo aquelas com potencial de abuso, nota-se redução na frequência e na intensidade da busca por esses medicamentos, incluindo a retirada por completo do diazepam. As evidências do quanto a cetamina pode reduzir o padrão de abuso para álcool, cocaína e heroína foram revisadas acima. No caso presente, a Joana retomou o uso de álcool, porém estabeleceu um novo padrão no consumo distinto do adotado no passado. Ou seja, não houve sobriedade, mas aumento dos dias sem uso e menor interferência do uso de álcool nas suas atividades rotineiras. Dentro da área das dependências químicas, essa postura se insere na redução de danos do uso, ou seja, onde há a priorização dos cuidados gerais da pessoa respeitando o desejo da manutenção do uso. Não há estudos ou relatos de caso, até o momento, sobre o uso de cetamina como recurso para inferir no padrão de uso indevido de medicamentos sedativos.

Benefícios da psicoterapia assistida com cetamina

Para além dos comportamentos de consumo de substâncias, foi possível observar uma modificação nos padrões anteriores do relacionamento consigo mesma e das suas relações interpessoais, bem como da modificação de rotinas de vida. Isso está em linha com a adoção da postura de explorar os conteúdos subjetivos eliciados durante as infusões, tendo em vista mudanças abrangentes do funcionamento psicológico para além de somente modificar o padrão de uso de substâncias[10].

Manutenção das infusões de cetamina

A manutenção dos ganhos anteriores foi assegurada com a periodicidade das infusões de cetamina, uma vez que espaçamentos ou interrupções das administrações da cetamina levaram a retornos, ainda que abrandados, de sintomas depressivos, consumo de sedativos e padrões de relacionamento interpessoal comuns no seu passado. A despeito da eficácia em curto prazo estabelecida na depressão, ainda são poucos os estudos disponíveis para indicar os protocolos de manutenção em médio e longo prazo da terapia com cetamina para depressão, ainda mais que já é sabida a alta taxa de recaída após a suspensão[7]. A mesma coisa vale para o seu uso nos TUS.

RISCO DE CONVERSÃO DO USO TERAPÊUTICO DA CETAMINA PARA O USO INDEVIDO OU ABUSO

Findo um período de mais de 18 meses de administrações semanais a quinzenais de cetamina, não foram observados indícios de uso indevido de cetamina no tratamento continuado para a paciente. A utilização da cetamina, isoladamente ou em terapia assistida, tem se consolidado como nova modalidade de tratamento na saúde mental, porém tanto estudos clínicos como protocolos de administração alertam para o risco de desvio do uso terapêutico. Infelizmente, são poucos os estudos que se debruçaram no sentido de quantificar esse risco. É digno de nota que menos de 15 casos de dependência humana de cetamina foram descritos na literatura nos últimos 20 anos[11].

Uso recreativo e abstinência da cetamina

A gama de experiências subjetivas relatadas durante o efeito da cetamina varia de agradável, prazerosa para geradora de ansiedade e desagradável. Possivelmente, o desvio no uso terapêutico para recreativo se deve aos efeitos reforçadores positivos da cetamina. Nesse sentido, ela tem paralelos com outras substâncias recreativas que podem ou não levar a um uso descrito como TUS[12]. Um modo de avaliar o potencial de uma substância ao seu uso abusivo, além dos efeitos gratificantes, é se ela leva a sintomas de abstinência. O risco está na perpetuação do uso para alívio do mal-estar criado pelo uso contínuo da substância. Classicamente isso é visto em usuários crônicos de álcool que fazem uso de doses matinais para alívio de tremores de mãos, mal-estar físico e emocional depois de horas noturnas sem ingestão. São poucos relatos de casos que descrevem sintomas de mal-estar após a interrupção do uso de cetamina.

Evidências de desvio de uso baseado em tratamento como antidepressivo

O uso indevido de cetamina racêmica ou escetamina, quando prescrito para pacientes com depressão, foi visto raramente em relatos clínicos[11]. Três relatos de casos publicados descrevem o desenvolvimento de tolerância e dependência especificamente em pacientes com depressão em uso de cetamina. Acredita-se que o mau monitoramento da prescrição da cetamina e a seleção inadequada de pacientes tenham contribuído para o uso indevido. No que diz respeito aos ensaios clínicos randomizados, nenhum relato identificando desejo ou dependência da cetamina com períodos de tratamento de até 28 dias foi observado em quatro ECC de escetamina intranasal para tratamento de depressão. Deve-se ressaltar que os ensaios clínicos com a cetamina ainda não indagam de modo sistemático sobre comportamentos indicativos de uso indevido ou abuso no transcorrer e no período de seguimento deles. Levando-se em consideração períodos maiores de 12 meses de manutenção do tratamento com cetamina, o risco pode ser aumentado por essa exposição prolongada. Porém, isso foi raramente visto numa série de casos nos quais 14 pacientes foram tratados por até 126 semanas com cetamina intravenosa: um paciente interrompeu o tratamento devido à incapacidade de se abster de *cannabis*, mas não houve relatos de dependência de cetamina.

Medidas do potencial de abuso da cetamina

Equipes de saúde diante da balança decisória de risco/benefício da prescrição de cetamina podem se valer de estudos que desenvolveram um sistema classificatório de risco para tal[13]. No que diz respeito especificamente aos fatores de dependência, a cetamina ficou em 11º lugar em termos de dependência física, empatada com o metilfenidato, e foi igual à *cannabis*, em nono lugar geral, tanto para avaliação do prazer quanto para dependência psicológica. No geral, isso coloca a cetamina como intermediário em termos de risco teórico de dependência, comparável a outras drogas comumente usadas como medicamentos não supervisionados na prática psiquiátrica. Outro recurso possível é se valer de questionários que avaliam fatores de risco individuais tradicionalmente associados ao uso indevido ou avaliações do quanto o efeito subjetivo da cetamina gera satisfação (*liking*)[14].

Diretrizes para decisão do uso seguro da cetamina

Uma revisão recente, escrita por um painel de especialistas com ampla prática no uso de cetamina em saúde mental, sugere que os riscos de uso indevido de cetamina não parecem muito diferentes daqueles de outros medicamentos bem estabelecidos e comumente prescritos com potencial de abuso, como estimulantes ou benzodiazepínicos[11]. Podem existir riscos graves em certas subpopulações, tal como acontece com outros medicamentos de uso indevido, mas isso reforça uma postura cautelosa quando da decisão da sua prescrição quando se faz apropriada em vez de excluí-la completamente.

CONSIDERAÇÕES FINAIS

O uso da cetamina, seja isolada, seja nos moldes da terapia assistida para TUS, ainda se encontra em fase de consolidação como prática clínica na saúde mental. Estudos clínicos controlados, em que se respeitem a randomização e o cegamento, estabelecerão o real tamanho do efeito e a importância da sua eficácia. A mesma coisa vale para as práticas com outros psicodélicos nos TUS. No momento, o uso de cetamina deve seguir uma seleção cuidadosa de pacientes, com atenção àqueles com a presença de sintomas depressivos e ideação suicida crônicos, levando em conta o potencial de uso indevido e abuso, pensando benefícios e riscos caso a caso.

REFERÊNCIAS BIBLIOGRÁFICAS

1. McLellan AT, Lewis DC, O'Brien CP, Kleber HD. Drug dependence, a chronic medical illness: implications for treatment, insurance, and outcomes evaluation. JAMA. 2000;284(13):1689-95.
2. Krupitsky EM, Grinenko AY. Ketamine psychedelic therapy (KPT): a review of the results of ten years of research. J Psychoactive Drugs. 1997;29(2):165-83.
3. Jones JL, Mateus CF, Malcolm RJ, Brady KT, Back SE. Efficacy of ketamine in the treatment of substance use disorders: a systematic review. Front Psychiatry. 2018;9:277.
4. Kelson M, Burnett JM, Matthews A, Juneja T. Ketamine treatment for alcohol use disorder: a systematic review. Cureus. 2023;15(5):e38498.

5. McPheeters M, O'Connor EA, Riley S, Kennedy SM, Voisin C, Kuznacic K, et al. Pharmacotherapy for alcohol use disorder: a systematic review and meta-analysis. JAMA. 2023;330(17):1653-65.
6. Gent EM, Bryan JW, Cleary MA, Clarke TI, Holmwood HD, Nassereddine RO, et al. Esketamine combined with a mindfulness-based intervention for individuals with alcohol problems. J Psychopharmacol. 2024;38(6):541-50.
7. Swainson J, McGirr A, Blier P, Brietzke E, Richard-Devantoy S, Ravindran N, et al. The Canadian Network for Mood and Anxiety Treatments (CANMAT) task force recommendations for the use of racemic ketamine in adults with major depressive disorder. Can J Psychiatry. 2021;66(2):113-25.
8. Hunt GE, Malhi GS, Lai HMX, Cleary M. Prevalence of comorbid substance use in major depressive disorder in community and clinical settings, 1990-2019: systematic review and meta-analysis. J Affect Disord. 2020;266:288-304.
9. Crum RM, Mojtabai R, Lazareck S, Bolton JM, Robinson J, Sareen J, et al. A prospective assessment of reports of drinking to self-medicate mood symptoms with the incidence and persistence of alcohol dependence. JAMA Psychiatry. 2013;70(7):718-26.
10. Wilkinson ST, Katz RB, Toprak M, Webler R, Ostroff RB, Sanacora G. Acute and longer-term outcomes using ketamine as a clinical treatment at the Yale Psychiatric Hospital. J Clin Psychiatry. 2018;79(4):17m11731.
11. Swainson J, Klassen LJ, Brennan S, Chokka P, Katzman MA, Tanguay RL, et al. Non-parenteral ketamine for depression: a practical discussion on addiction potential and recommendations for judicious prescribing. CNS Drugs. 2022;36(3):239-51.
12. Martins B, Rutland W, De Aquino JP, Kazer BL, Funaro M, Potenza MN, et al. Helpful or harmful? The therapeutic potential of medications with varying degrees of abuse liability in the treatment of substance use disorders. Curr Addict Rep. 2022;9(4):647-59.
13. Nutt D, King LA, Saulsbury W, Blakemore C. Development of a rational scale to assess the harm of drugs of potential misuse. Lancet. 2007;369(9566):1047-53.
14. Wang J, Khullar A, McIntyre R, Swainson J. The Drug Liking and Craving Questionnaire (DLCQ) to evaluate addiction risk for ketamine and esketamine. Psychiatry Res Commun. 2022;2(1):100018.

13

Cetamina na abordagem do uso não medicinal de opioides (UNMO)

Silvia Maria Machado Tahamtani

RESUMO

A cetamina, inicialmente utilizada como anestésico, tem ganhado destaque em doses subanestésicas no tratamento da dor oncológica refratária e da depressão, além de demonstrar potencial para reduzir a dependência de opioides. A dor crônica e o uso não medicinal de opioides (UNMO) são desafios frequentes entre pacientes com câncer, resultando em altos índices de dependência e recaídas, especialmente pelos efeitos prolongados dos opioides no cérebro. Como alternativa, a cetamina atua nos receptores NMDA e μ-opioides, promovendo neuroplasticidade e alívio da dor, além de diminuir a sensibilização à dor associada ao uso prolongado de opioides. Estudos indicam que o tratamento psicoterapêutico com cetamina pode proporcionar experiências transformadoras, com apoio psicológico que ajuda os pacientes a processarem *insights* sobre suas vidas e problemas pessoais. Ensaios clínicos em andamento buscam estabelecer diretrizes de segurança para o uso da cetamina como terapia psicodélica, oferecendo novas perspectivas de tratamento para a UNMO e a dependência de opioides.

INTRODUÇÃO

A cetamina tem sido utilizada nos últimos 30 anos como medicação anestésica[1]. Também tem sido usada de forma *off-label*, em doses subanestésicas, no manejo da dor oncológica refratária, geralmente em conjunto com opioides[2]. É comumente aplicada como analgésico, e seu uso concomitante aos opioides reduz a depressão respiratória e previne a hiperalgesia durante o tratamento e o UNMO[2].

A literatura define dor refratária como aquela que persiste por pelo menos 3 meses, mesmo com terapias analgésicas adequadas, incluindo opioides, coanalgésicos e abordagens não farmacológicas[3]. A dor em pacientes com câncer é bastante frequente, com prevalência global de 50,7% em todos os estágios da doença[4]. Pelo menos 20% a 40% desses pacientes apresentam dor refratária, mesmo com tratamento-padrão[4]. A depressão é prevalente em 20-30% desses pacientes[5], constituindo fator de risco para a terapia com opioides de longo prazo e contribuindo para resultados adversos, como dependência e *overdose*[6].

A aplicação mais notável e recente da cetamina como agente terapêutico é sua utilização como antidepressivo em conjunto com a psicoterapia[4]. Por isso, tornou-se evidente que a cetamina apresenta grande potencial para tratar a dependência de opioides[7].

USO NÃO MEDICINAL DE OPIOIDES

É difícil imaginar que opioides, destinados a aliviar dor e sofrimento, possam causar tanto mal quanto bem. O uso de opioides no tratamento da dor é necessário para a maioria dos pacientes com câncer avançado[8], além de outras situações (pós-operatório, pós-trauma). O opioide é padrão-ouro para o tratamento da dor oncológica, e, recentemente, surgiram evidências de que pacientes com câncer também estão em risco de UNMO[8], conforme ilustrado na Figura 1.

O UNMO é uma definição ampla da Pesquisa Nacional sobre Uso de Drogas e Saúde dos Estados Unidos, que engloba medidas objetivas e subjetivas, incluindo o uso de opioides sem receita, uso conforme ou não conforme prescrito ou uso para fins recreativos[9]. Comportamentos relacionados ao UNMO abrangem um espectro que vai desde a adesão "normal" aos opioides até uma clara demonstração de transtorno por uso de substâncias (TUS)[2].

Observa-se o uso de vários termos para descrever diferentes comportamentos relacionados ao uso inadequado de opioides. Busca-se endossar terminologias neutras, precisas e respeitosas, evitando expressões estigmatizantes, que possam afetar negativamente a percepção e o tratamento dos pacientes. Alternativas têm sido propostas para alguns desses termos pejorativos[10]. Assim, o termo "UNMO" é preferido a "abuso", "uso indevido", "comportamento aberrante", "vício" etc., sempre que possível, sem alterar o significado original no contexto utilizado[10].

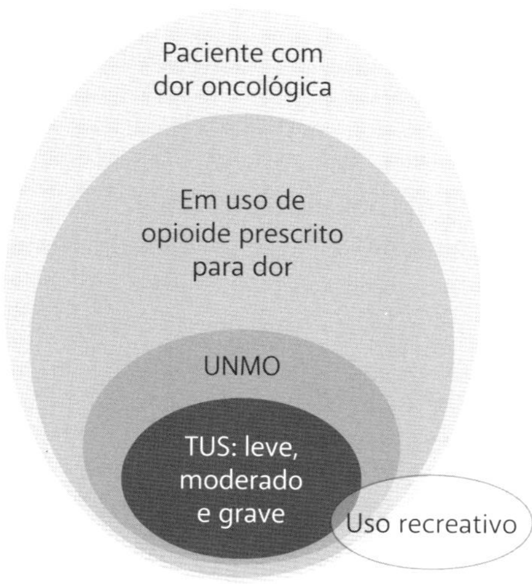

FIGURA 1 Espectro de uso do opioide em oncologia.
Fonte: adaptada de Ulker et al., 2020[2].

CÉREBRO E USO CRÔNICO DE OPIOIDE

O estresse é fator de risco para o desenvolvimento de doenças crônicas, pois aumenta a vulnerabilidade dos pacientes[11]. Isso é particularmente verdadeiro em pacientes com dor crônica refratária, que não respondem ao tratamento convencional[11]. A interrupção da função endógena normal dos opioides é um fator-chave nos efeitos em longo prazo do estresse, já que opioides desempenham papel central no funcionamento social[11].

O principal problema durante o tratamento da dor crônica reside nos efeitos cerebrais causados pelo uso prolongado de opioides. Estudos indicam fortemente as alterações neuronais causadas pela exposição crônica aos opioides, que, mesmo em curto prazo, podem resultar em mudanças cerebrais precoces[11].

Diversos processos celulares (tráfego de receptores, sinalização intracelular, neurotransmissão de N-metil-D-aspartato) estão envolvidos na resposta adaptativa pronociceptiva gerada pela exposição aos opioides. A maioria desses processos também contribui para o desenvolvimento e manutenção da dor crônica. A atividade pronociceptiva induzida por opioides em longo prazo pode persistir mesmo após o término da administração (sensibilização latente à dor), consistente com a ideia de que opioides produzem alterações duradouras na sensibilização à dor, facilitando o surgimento e a manutenção da dor crônica[11].

Estudos recentes sobre dor crônica sugerem que indivíduos em alto risco de UNMO (especialmente sob estresse) representam a maioria dos casos de falha no tratamento da dor com opioides. Estatísticas alarmantes nos incentivam a reavaliar o uso de opioides para o tratamento crônico da dor[11].

POTENCIAIS USOS DA CETAMINA

Como anestésico e analgésico dissociativo, a cetamina atua inibindo os receptores NMDA de forma não competitiva, o que a faz desempenhar um papel importante no tratamento tanto da depressão como do UNMO[1]. Além da atividade da cetamina nos receptores NMDA, como anestésica e analgésica dissociativa, ela atua inibindo receptores NMDA de forma não competitiva, desempenhando papel relevante no tratamento da depressão e do UNMO[1]. Além da ação nos receptores NMDA, estudos recentes indicam que a ativação dos receptores μ-opioides pela cetamina pode ser fundamental para seus efeitos antidepressivos iniciais[12].

O NMDA geralmente atua como sítio de ligação para o glutamato. A disfunção do glutamato é considerada uma via implicada no UNMO, no TUS e em outros distúrbios neuropsiquiátricos[1]. Compostos antagonistas do receptor NMDA, como a cetamina, ajudam a restaurar o possível desequilíbrio do glutamato, proporcionando melhorias sinápticas e facilitando o aprendizado de novos comportamentos[12].

Estudos sobre TUS mostram que o receptor de glutamato mGlu2 é abundante no sistema mesocorticolímbico, no córtex pré-frontal medial e no núcleo *accumbens*. Esse receptor apresenta função reduzida após exposição prolongada a drogas, resultando em vias de recompensa alteradas e aumento de comportamentos de busca por drogas[13]. Respostas similares são observadas em pacientes em uso crônico de opioides.

USO DA CETAMINA NOS PACIENTES COM UNMO

Tratamentos atuais para UNMO focam principalmente no alívio de sintomas de abstinência e desejo intenso, com o uso de agonistas opioides.

Embora esses tratamentos sejam considerados padrão-ouro, as taxas de recaída são altas[14].

Não existe nenhum tratamento único ideal para UNMO, mas uma classe de medicamentos, os "psicoplastógenos", tem mostrado esperança. Esses compostos incluem alucinógenos, como a cetamina, psicodélicos clássicos e ibogaína, conhecidos por aumentar a conectividade estrutural e funcional, principalmente no córtex pré-frontal[14]. Esses compostos ajudam a redefinir a hiperexcitabilidade neuronal, reduzindo a sinalização da dor e minimizando o risco de UNMO[14].

A cetamina é usada como coanalgésico para potencializar o efeito dos opioides. Evidências apontam seu grande potencial para tratar a dependência de opioides; estudos relatam que o uso associado a opioides no tratamento da dor reduziu o consumo de opioides em até 99%[14]. A psicoterapia com cetamina para pacientes com UNMO tem mostrado experiências transformadoras[14]. Para realizar a técnica, é crucial preparar o paciente, informando-o de que o procedimento pode induzir reflexões profundas sobre seus problemas pessoais, sistema de valores, autopercepção, visão do mundo e sentido da vida[14].

Para facilitar a experiência induzida pela cetamina, recomenda-se apoio psicológico após as sessões, para ajudar o paciente a aceitar os *insights* obtidos durante a terapia[12]. Quando administrada durante a internação, o ambiente deve ser confortável e acolhedor[12], com o paciente em jejum a partir da meia-noite e instruído a se entregar completamente à experiência, acompanhada por música relaxante[12]. Esse estado de imersão dura de 45 minutos a 1 hora e é caracterizado por:

- Sensação de separação do corpo.
- Consciência de uma forma incorpórea.
- Diminuição das defesas do ego, mantendo, porém, uma estrutura rudimentar de autoconsciência.
- Visões de reinos mitológicos.
- Encontros com seres aparentes não terrestres e arquetípicos.
- Sonhos vívidos e memórias de encarnações passadas ou futuras.
- Reexperiência do processo de nascimento.

Após retornar ao estado de consciência normal, o paciente descreve a experiência e discute-a com o psicoterapeuta, seguido de um período de descanso[12]. Espera-se que esses *insights* levem a mudanças positivas na personalidade, contribuindo para a resolução de problemas subjacentes e redução do sofrimento[12].

CONSIDERAÇÕES FUTURAS PARA CETAMINA NO TRATAMENTO DE UNMO

Embora ainda não se conheça a dose ideal de cetamina para o UNMO, efeitos colaterais conhecidos das doses utilizadas no tratamento da depressão incluem aumento transitório da frequência cardíaca e pressão arterial, depressão respiratória leve e efeitos alucinógenos ou dissociativos[14]. Como uma droga de classe III nos Estados Unidos, a cetamina oferece vantagens em perfil de segurança e diretrizes clínicas em comparação com outros psicoplastógenos[14]. Vários ensaios clínicos com cetamina para UNMO e depressão estão em andamento, contribuindo para estabelecer a segurança e eficácia desse tratamento, além de abrir caminho para futuras pesquisas com outros psicoplastógenos[14].

CONSIDERAÇÕES FINAIS

A cetamina representa uma abordagem inovadora e potencialmente eficaz no tratamento holístico dos pacientes. Ensaios clínicos futuros serão essenciais para estabelecer diretrizes de melhores práticas, eficácia e segurança em longo prazo, à medida que continuamos a reavaliar esse composto como medicamento e não apenas como droga de abuso. Para pacientes em tratamento prolongado com opioides para dor crônica, o UNMO representa uma batalha pessoal, abrangendo saúde física e mental, finanças, relacionamentos e vida em geral. São necessárias novas opções de tratamento que abordem tanto a dependência física quanto a saúde mental, visando a melhor qualidade de vida. A terapia psicodélica com cetamina oferece uma esperança para o futuro de quem sofre com UNMO/TUS e para seus familiares.

REFERÊNCIAS BIBLIOGRÁFICAS

1. Strasburger SE, Bhimani PM, Kaabe JH, Krysiak JT, Nanchanatt DL, Nguyen TN, et al. What is the mechanism of ketamine's rapid-onset antidepressant effect? A concise overview of the surprisingly large number of possibilities. J Clin Pharm Ther. 2017;42:147-54.
2. Ulker E, Del Fabbro E. Best practices in the management of nonmedical opioid use in patients with cancer-related pain. Oncologist. 2020;25(3):189-96.
3. Afsharimani B, Kindl K, Good P, Hardy J. Pharmacological options for the treatment of refractory cancer pain – what is the evidence? Support Care Cancer. 2015;23:1473-81.

4. van den Beuken-van Everdingen MH, Hochstenbach LM, Joosten EA, Tjan-Heijnen VCG, Janssen DJA. Update on prevalence of pain in patients with cancer: Systematic review and meta-analysis. J Pain Symptom Manage. 2016;51:1070-90.e9.
5. Linden W, Vodermaier A, Mackenzie R, Greig D. Anxiety and depression after cancer diagnosis: prevalence rates by cancer type, gender, and age. J Affect Disord. 2012;141(2-3):343-51.
6. Sullivan MD. Depression effects on long-term prescription opioid use, abuse, and addiction. Clin J Pain. 2018;34(9):878-84.
7. Dakwar E, Levin F, Foltin RW, Nunes EV, Hart CL. The effects of subanesthetic ketamine infusions on motivation to quit and cue-induced craving in cocaine-dependent research volunteers. Biol Psychiatry. 2014;76:40-6.
8. Carmichael AN, Morgan L, Del Fabbro E. Identifying and assessing the risk of opioid abuse in patients with cancer: an integrative review. Subst Abuse Rehabil. 2016;7:71-9.
9. Voon P, Kerr T. "Nonmedical" prescription opioid use in North America: A call for priority action. Subst Abuse Treat Prev Policy. 2013;8:39.
10. Arthur J, Bruera E. Balancing opioid analgesia with the risk of nonmedical opioid use in patients with cancer. Nat Rev Clin Oncol. 2019;16:213-26.
11. Ballantyne JC. The brain on opioids. Pain. 2018:159 Suppl 1:S24-S30.
12. Kolp E, Friedman HL, Krupitsky E, Jansen K, Sylvester M, Young MS, et al. Ketamine psychedelic psychotherapy: Focus on its pharmacology, phenomenology, and clinical applications. Int J Transpers Stud. 2014;33(2):84-140.
13. Domanegg K, Sommer WH, Meinhardt MW. Psychedelic targeting of metabotropic glutamate receptor 2 and its implications for the treatment of alcoholism. Cells. 2023;12(6):963.
14. Hornick MG, Stefanski A. Hallucinogenic potential: a review of psychoplastogens for the treatment of opioid use disorder. Front Pharmacol. 2023;14:1221719.

14

Potencial terapêutico da cetamina em outras condições em saúde mental

Ana Clara Cenamo
Carlos Gustavo Sardinha Mansu

RESUMO

A cetamina tem sido investigada como alternativa terapêutica também para transtornos psiquiátricos além dos já mencionados neste livro. Entretanto, nesses casos o número de estudos controlados já realizados é muitíssimo menor. Menor ainda é o número de estudos que empregaram a psicoterapia assistida com cetamina (PAC). Apesar dessas limitações, há razões para crer que a cetamina e especialmente a PAC são úteis no tratamento do transtorno obsessivo-compulsivo (TOC), de outros transtornos ansiosos graves e resistentes e também da anorexia nervosa.

INTRODUÇÃO

Além dos usos e aplicações já apresentados em capítulos anteriores, dada a versatilidade e segurança da cetamina, muitos estudos foram realizados para investigar sua potencial aplicação em uma variedade de outras condições e transtornos psiquiátricos. Naturalmente, nesses casos, o número de estudos é bem menor e o número de estudos que associam a psicoterapia à infusão de cetamina é extremamente restrito. No entanto, essas informações ainda assim são relevantes para quem deseja conhecer melhor e eventualmente aplicar clinicamente a PAC.

A cetamina pode proporcionar um alívio rápido dos sintomas de diversos transtornos psiquiátricos ao ativar rapidamente processos de neuroplasticidade, o que pode ser especialmente útil em casos de crises agudas. Esse alívio imediato pode servir como intervenção temporária que permite ao paciente se engajar mais efetivamente em tratamentos de longo prazo, como a psicoterapia.

A neuroplasticidade induzida pela cetamina também pode contribuir para o crescimento emocional e a resiliência. Ao criar novas conexões neurais, os pacientes podem desenvolver maior capacidade de lidar com estressores e traumas, facilitando a recuperação e a manutenção de uma saúde mental mais equilibrada. Embora a neuroplasticidade induzida pela cetamina seja potente, é crucial que essa plasticidade seja direcionada e consolidada de forma terapêutica.

A cetamina, por si só, aparentemente cria um estado em que o cérebro está mais apto a mudar, mas é por meio da psicoterapia que essas mudanças podem ser direcionadas para formas saudáveis e funcionais de pensar e agir, o que sugere a importância das sessões de integração pós-tratamento. Além disso, a neuroplasticidade promovida pela cetamina pode ajudar a consolidar os novos aprendizados e comportamentos adquiridos durante a terapia, potencialmente levando a resultados mais duradouros.

OUTROS TRANSTORNOS E CONDIÇÕES EM QUE HÁ ESTUDOS RELEVANTES COM CETAMINA

Transtornos ansiosos

O uso da cetamina em casos de transtornos ansiosos também foi investigado em situações nas quais o paciente não responde adequadamente aos tratamentos tradicionais com antidepressivos e psicoterapia. Estudos clínicos que exploraram o uso da cetamina para tratar pacientes com ansiedade severa e resistente a outras intervenções têm apresentado resultados que indicam que ela pode ter efeitos benéficos significativos na redução dos sintomas em alguns pacientes. Uma revisão sistemática recente conclui que uma dose única de cetamina pode produzir alívio rápido dos sintomas de ansiedade, o que se mostrou particularmente útil em situações de crise ou para pacientes que não encontraram sucesso com outros tratamentos[1]. Isso foi visto principalmente em casos de transtorno de ansiedade generalizada e transtorno de ansiedade social.

Doses mais elevadas de cetamina, de 1 mg/kg em aplicações 2 vezes por semana por 3 meses, parecem ter um efeito mais duradouro em sintomas de pacientes com ansiedade social e transtorno de ansiedade generalizada resistentes ao tratamento, conforme observado por Glue et al. (2018) em estudo aberto com 20 pacientes[2].

De qualquer forma, os efeitos sobre a ansiedade parecem ser menos duradouros do que o efeito antidepressivo da cetamina, demandando protocolos de manutenção. Os transtornos de ansiedade, associados a um impacto significativo na saúde, podem apresentar altos níveis de resistência ao tratamento. No entanto, o número de estudos explorando a aplicação da cetamina para esses casos ainda é reduzido, especialmente se comparado ao número de estudos com transtorno depressivo maior (TDM). O nível das evidências, portanto, ainda é significativamente baixo, com uma maioria de estudos não controlados.

Mais limitado ainda é o número de estudos que investigaram o uso da PAC em transtorno de ansiedade generalizada, transtorno do pânico e transtorno de ansiedade social. Até o momento dispomos apenas de relatos de caso ou grupos de casos envolvendo essa modalidade combinada para o tratamento dessas patologias que, na maioria das vezes, se apresentam também em comorbidade com depressão ou transtornos por uso de substâncias. Esses relatos de caso, quase em sua totalidade com resultados positivos, utilizaram diferentes protocolos de cetamina (dose única ou múltiplas doses, aplicação subcutânea ou intramuscular) e de psicoterapia, além de incluir combinação com abordagens familiares e psicossociais.

Assim, ainda há carência de estudos controlados com a PAC, com metodologia padronizada, de preferência com múltiplas sessões e se possível em casos sem comorbidade para avaliar o real potencial dessa modalidade terapêutica em transtornos ansiosos. É possível que nessas condições os resultados sejam mais encorajadores, conforme foi observado nos pacientes com TOC, cujos casos serão discutidos a seguir.

Transtorno obsessivo-compulsivo

Dada a ocorrência de muitos casos de falha terapêutica com os tratamentos convencionais, um número considerável de estudos já foi feito para avaliar a possível aplicação da cetamina no tratamento do TOC. Acredita-se que a fisiopatologia do TOC esteja bastante ligada a anormalidades no sistema glutamatérgico, fato respaldado por estudos farmacológicos, genéticos e de neuroimagem. Por isso, justifica-se a investigação da cetamina, potente antagonista de receptores de glutamato NMDA, como alternativa terapêutica especialmente para casos resistentes.

No entanto, poucos desses estudos utilizam a cetamina de forma associada à psicoterapia. Em geral, estudos com aplicação isolada da cetamina observaram a redução de sintomas obsessivo-compulsivos logo após ou até

24 horas após a infusão[3]. Diferentemente do que se observou com sintomas depressivos, esse efeito não se sustentou ao longo do tempo. Justifica-se esse resultado, ainda, pela persistência de efeitos dissociativos e psicodélicos da cetamina apenas nesse prazo mais curto.

Embora a cetamina possa proporcionar alívio temporário dos sintomas de TOC, é na combinação com a psicoterapia que reside seu maior potencial. A PAC tem emergido como uma abordagem promissora para o tratamento do TOC, especialmente em casos resistentes aos tratamentos convencionais.

A neuroplasticidade proporcionada pela cetamina pode aumentar a eficácia da psicoterapia, como a terapia de exposição e prevenção de resposta (EPR). Quando o cérebro está em um estado mais flexível, é mais receptivo a novas aprendizagens e mudanças comportamentais. Isso significa que as intervenções terapêuticas podem ser mais eficazes, levando a uma consolidação mais duradoura das mudanças desejadas.

A EPR é uma das abordagens mais utilizadas e eficazes para o TOC, em que o paciente é gradualmente exposto às situações que desencadeiam suas obsessões e é treinado para resistir às compulsões. No entanto, o sucesso da EPR depende em grande parte da capacidade do paciente de tolerar a ansiedade e o desconforto gerados pelas exposições. Ao reduzir temporariamente os sintomas e aumentar a flexibilidade cognitiva, a cetamina pode tornar o paciente mais receptivo à EPR, permitindo que ele se envolva mais plenamente com o processo terapêutico. Além disso, a neuroplasticidade promovida pela cetamina pode ajudar a consolidar os novos aprendizados e comportamentos adquiridos durante a terapia, potencialmente levando a resultados mais duradouros.

Bottemane et al. (2023), baseando-se na hipótese de que a cetamina pode contribuir também para a plasticidade neuronal, sugeriram um protocolo conjunto com a terapia de EPR[4]. Aguarda-se o resultado desse estudo para validar ou não a hipótese. Com resultado positivo, houve apenas dois relatos de caso e um estudo aberto[5,6], em que a cetamina foi aplicada em 5-8 sessões (escetamina intranasal em um deles). Estas foram combinadas com psicoterapia – no caso, EPR ou uma combinação desta com técnicas de meditação e relaxamento.

Outra visão, psicanalítica e baseada nos estudos freudianos do trauma e da neurose obsessiva, entende que pelo sofrimento sintomático é possível acessar as causas que lhe deram origem. Em um protocolar processo psicoterapêutico, psicanalítico livre associativo, o paciente traz à consciência e elabora simbolicamente os elementos que compõem a história de seus traumas, liberando-o dos sintomas. Muitos transtornos mentais, incluindo o TOC, estão associados a uma rigidez cognitiva, em que o paciente fica preso em ciclos repetitivos de pensamentos e comportamentos. A cetamina, ao promover a neuroplasticidade, pode reduzir essa rigidez, permitindo ao paciente considerar novas perspectivas e estratégias de enfrentamento. Mas, sempre que se aproxima da causa do sintoma, a tentativa de supressão do sofrimento (ansiedade e desconforto) impede que ele seja efetivamente revivido e elaborado. Ao reduzir temporariamente os sintomas e aumentar a flexibilidade cognitiva, a cetamina pode tornar o paciente mais receptivo à psicoterapia, permitindo que ele se envolva mais plenamente com o processo terapêutico.

Conclui-se, portanto, que a combinação de psicoterapia (notadamente EPR) e infusões de cetamina ou com escetamina intranasal certamente merecem investigação mais aprofundada. São necessários estudos controlados e com amostras maiores para confirmar o efeito positivo que já foi observado em relatos de casos. O uso isolado da cetamina em casos resistentes de TOC parece bem menos promissor, mas os estudos realizados até o momento não permitem descartar completamente a possibilidade de alguma utilidade.

Transtornos alimentares

Os transtornos alimentares (TA), notadamente a anorexia nervosa (AN), muitas vezes necessitam de tratamento multidisciplinar e de alta complexidade para uma boa evolução. Mesmo assim, muitos casos têm evolução dramática e potencialmente fatal, motivando avanços em pesquisa para novas alternativas terapêuticas. Por esse motivo, a cetamina tem sido também alvo de investigação para essa finalidade.

No entanto, o número reduzido de estudos realizados até o momento e a ausência de estudos controlados não permite que se chegue a conclusões referentes à sua eficácia nos TA. Praticamente todos os estudos realizados se concentraram apenas em AN e suas comorbidades, deixando de lado até o momento os outros TA, como bulimia nervosa e o transtorno do comer compulsivo. Os resultados obtidos, ainda assim, são encorajadores[7].

Relatos de caso, séries de casos e um estudo aberto mostraram potencial da cetamina isolada, em aplicações seriadas e acompanhada ou não de psicoterapia para redução da psicopatologia em casos graves e resistentes de AN. Esse estudo aberto[8] incluiu pacientes com AN grave, crônica e resistente ao tratamento, isolada e em comorbidade com transtorno depressivo maior (TDM), bulimia nervosa e TOC para 2 a 15 infusões contínuas de cetamina a 20 mg/kg/h que duraram até 10 horas. Nove dos quinze sujeitos que participaram do estudo apresentaram remissão dos sintomas do TA ou sua redução significativa durante um acompanhamento clínico que variou de 7 a 24 meses.

Outros estudos, como relatos e séries de casos que aplicaram a PAC para AN isolada ou em comorbidade, podem ser encontrados na literatura científica, mostrando resultados promissores. A mesma coisa se dá com a bulimia nervosa e com o transtorno do comer compulsivo em estudos que envolveram outras substâncias psicodélicas, como a ayahuasca e a psilocibina. Em alguns estudos, observam-se redução das cognições e comportamentos ligados ao TA, além de aparente auxílio na elaboração de memórias traumáticas e emoções associadas.

Existem muitas razões teóricas para crer que a PAC seja efetiva no tratamento dos TA. De acordo com Calder et al. (2023), fundamentos teóricos apoiam a ideia de que a PAC pode ser eficaz para tratar TA[9]. Essas bases são fundamentadas nas propriedades farmacológicas da cetamina e seus efeitos positivos em condições associadas a TA, como depressão, ansiedade e TOC.

Recentemente, a terapia assistida com psicodélicos tem mostrado potencial para tratar comorbidades desses transtornos, como distúrbios do humor e transtorno de estresse pós-traumático. Os tratamentos de PAC podem melhorar a percepção da imagem corporal, normalizar o processamento de recompensas, aumentar a flexibilidade cognitiva e auxiliar no processamento de traumas. Embora haja evidências promissoras para anorexia e bulimia, os dados sobre transtorno de compulsão alimentar são limitados.

Os TA são associados a comportamentos compulsivos e padrões de pensamento rígidos. Ao aumentar a neuroplasticidade, a cetamina pode ajudar os pacientes a romper com padrões obsessivos relacionados à alimentação e à imagem corporal. Os TA frequentemente coexistem também com depressão e ansiedade.

A cetamina é conhecida por sua ação rápida no alívio dos sintomas de depressão e ansiedade, que muitas vezes são resistentes a tratamentos convencionais. Ao reduzir esses sintomas, os pacientes podem ser mais receptivos a intervenções terapêuticas voltadas para os TA. Além disso, a cetamina induz um estado dissociativo, que permite aos pacientes se distanciarem temporariamente dos padrões habituais de pensamento e comportamento. Isso pode ser particularmente útil para pessoas com TA, que muitas vezes apresentam padrões rígidos e repetitivos de controle alimentar e obsessão com o peso.

A dissociação pode facilitar a exploração de novas perspectivas e a reconsideração de crenças autodestrutivas. O estado dissociativo induzido pela cetamina pode permitir aos pacientes desconectar-se das narrativas pessoais destrutivas que sustentam o TA, como a obsessão com o peso e a imagem corporal. Ao criar distância dessas narrativas, os pacientes podem reconstruir um senso de si mais positivo e saudável.

Pessoas com TA frequentemente reprimem ou evitam emoções intensas por meio do controle alimentar. A cetamina, ao dissociar e induzir estados alterados de consciência, pode ajudar os pacientes a acessar e processar emoções reprimidas, permitindo que explorem as raízes emocionais e traumáticas subjacentes ao TA.

Além disso, a cetamina tem mostrado impacto nos circuitos de recompensa do cérebro. Os TA envolvem disfunções na percepção do prazer em relação ao alimento e à imagem corporal. A reconfiguração da resposta de recompensa pode ajudar os pacientes a desenvolver uma relação mais saudável com a alimentação e o corpo.

O acesso a memórias traumáticas subjacentes aos TA também é facilitado pela cetamina. Muitos indivíduos com esses transtornos têm um histórico de traumas, e a cetamina, em combinação com a terapia guiada, pode ajudar a processar esses traumas de forma mais eficaz, oferecendo um alívio mais rápido e sustentado do que os tratamentos tradicionais, o que é importante em casos de TA graves.

Essas razões teóricas apontadas por Calder et al. (2023) sugerem que a cetamina pode ser uma ferramenta poderosa no tratamento dos TA[9], particularmente ao ajudar os pacientes a romper com padrões disfuncionais, processar traumas e construir novas maneiras de pensar e sentir em relação à alimentação e ao corpo. A combinação de seus efeitos neurobiológicos e psicológicos a torna uma intervenção promissora para esses transtornos complexos.

Outros transtornos

Existem também estudos iniciais que abordaram transtornos do espectro autista, esquizofrenia e transtornos cognitivos com resultados positivos interessantes em relatos isolados. No entanto, em nosso entendimento, consistem apenas em tendências que precisam ainda ser exploradas com mais detalhes.

CETAMINA EM COMORBIDADE PSIQUIÁTRICA

Comorbidade psiquiátrica é o nome dado à presença simultânea de dois ou mais transtornos mentais em um único indivíduo. Essa ocorrência torna significativamente mais complexos tanto o diagnóstico como o tratamento.

É muito comum que esses casos mais complicados apresentem resistência ao tratamento, cabendo a investigação de técnicas inovadoras como alternativa terapêutica.

Na prática clínica, pacientes com casos graves e resistentes de diversas doenças como TA, transtorno de espectro pós-traumático, TDM, dor crônica, transtornos relacionados ao uso de substâncias, TOC, entre outros, dificilmente apresentam uma dessas doenças isoladamente. Pelo contrário, encontrar sujeitos que as apresentem de forma isolada é um desafio para pesquisadores que desejam realizar um ensaio clínico controlado.

Dessa maneira, em muitos, senão a maioria dos estudos citados neste e em outros capítulos deste livro, foram incluídos sujeitos que apresentavam duas ou mais das condições citadas. Essa comorbidade se dá, em geral, devido ao fato de que uma das condições é fator predisponente para as demais ou também pelo fato de que possa haver uma origem única, ligada a eventos traumáticos que predisponham a todas as condições em comorbidade.

Conforme as demais condições descritas anteriormente, foram realizados mais estudos utilizando a cetamina isoladamente sem psicoterapia também em comorbidades psiquiátricas. Acredita-se que isso se deva a convicções teóricas dos cientistas e maior dificuldade metodológica dos estudos com PAC.

No entanto, pelo que já foi descrito neste livro, presume-se que o potencial máximo da cetamina no tratamento de casos graves e resistentes de diversas doenças psiquiátricas – especialmente em comorbidade – está ligado ao seu uso em combinação com a psicoterapia. Dessa maneira, além de lançar mão de seu potencial neuroquímico, pode-se utilizar seu efeito psicodélico no auxílio da elaboração de memórias e emoções traumáticas que muitas – senão todas as vezes – predispõem à psicopatologia.

TENDÊNCIAS E CONSIDERAÇÕES FINAIS

As evidências para o uso da cetamina, isoladamente ou em conjunto com psicoterapia, ainda são bastante limitadas para recomendação como ferramenta terapêutica de primeira escolha para transtornos ansiosos, TOC, AN e os outros mencionados neste capítulo. Entretanto, a cetamina mostrou potencial terapêutico em alguns casos graves e resistentes aos tratamentos convencionais, especialmente no TOC e na AN.

Existem ainda muitas perguntas sem respostas no campo da aplicação terapêutica da cetamina em transtornos ansiosos, TOC, TA e outros. Aplicações seriadas parecem ser mais efetivas do que sessões únicas. Mas por quanto tempo o alívio de sintomas pode durar em protocolos seriados mais longos? Quanto esse efeito pode ser maximizado pela realização concomitante de psicoterapia? Que modelos de psicoterapia seriam mais apropriados para cada patologia ou para cada subgrupo de pacientes? Que abordagens terapêuticas poderiam perenizar ou ao menos prolongar mais a duração dos ganhos obtidos com a PAC?

Para sanar essas e muitas outras dúvidas, certamente serão necessários mais alguns anos de pesquisa. São necessários estudos clínicos controlados, com amostras bem selecionadas e tempo de acompanhamento suficiente para que sejam obtidos dados mais precisos e, portanto, mais segurança para afirmar que a cetamina atingiu seu verdadeiro potencial como ferramenta terapêutica para essas condições em saúde mental.

REFERÊNCIAS BIBLIOGRÁFICAS

1. Tully JL, Dahlén AD, Haggarty CJ, Schiöth HB, Brooks S. Ketamine treatment for refractory anxiety: A systematic review. Br J Clin Pharmacol. 2022;88(10):4412-26.
2. Glue P, Neehoff SM, Medlicott NJ, Gray A, Kibby G, McNaughton N. Safety and efficacy of maintenance ketamine treatment in patients with treatment-refractory generalised anxiety and social anxiety disorders. J Psychopharmacol. 2018;32(6):663-7.
3. Bloch MH, Wasylink S, Landeros-Weisenberger A, Panza KE, Billingslea E, Leckman JF, et al. Effects of ketamine in treatment-refractory obsessive-compulsive disorder. Biol Psychiatry. 2012;72(11):964-70.
4. Bottemanne H, Arnould A, Najar A, Delaigue F, Serresse L, Joly L, et al. Combinaison de la kétamine et de l'eskétamine avec la thérapie d'exposition avec prévention de la réponse (EPR) dans le trouble obsessionnel-compulsif [Combination of ketamine and esketamine with Exposure and Response Prevention (ERP) therapy for Obsessive-Compulsive Disorder]. Encephale. 2023;49(3):304-11.
5. Adams TG, Bloch MH, Pittenger C. Intranasal ketamine and cognitive-behavioral therapy for treatment-refractory obsessive-compulsive disorder. J Clin Psychopharmacol. 2017;37(2):269-71.
6. Kaltenboeck A, Foerster E, Strafner S, Demal U, Mossaheb N, Friedrich F. Clinical case report: considerable improvement of severe and difficult-to-treat obsessive-compulsive disorder with comorbid depression under treatment with esketamine and concomitant psychotherapy. Front Psychiatry. 2023;14:1291077.
7. Ragnhildstveit A, Slayton M, Jackson LK, Brendle M, Ahuja S, Holle W, et al. Ketamine as a novel psychopharmacotherapy for eating disorders: evidence and future directions. Brain Sci. 2022;12(3):382.
8. Mills IH, Park GR, Manara AR, Merriman RJ. Treatment of compulsive behaviour in eating disorders with intermittent ketamine infusions. QJM. 1998;91(7):493-503.
9. Calder A, Mock S, Friedli N, Pasi P, Hasler G. Psychedelics in the treatment of eating disorders: Rationale and potential mechanisms. Eur Neuropsychopharmacol. 2023;75:1-14.

15

Modelos organizacionais e formação de terapeutas psicodélicos no Brasil

Alessandro Gonçalves Campolina

RESUMO

A organização de serviços de saúde e a formação de recursos humanos voltados para a implementação da psicoterapia assistida com cetamina (PAC) representam grandes desafios para o campo da psicodelia clínica. Este capítulo aborda os modelos assistenciais de utilização de cetamina para o tratamento de condições em saúde mental. As bases do modelo bioquímico, psicoterápico e psicodélico serão discutidas, bem como as competências necessárias à atuação do terapeuta psicodélico. Será destacada a importância da presença empática, da valorização da confiança, da inteligência espiritual, do conhecimento dos efeitos dos psicodélicos, da integridade ética e da proficiência em técnicas integrativas complementares. Por fim, serão discutidas as atitudes necessárias ao desenvolvimento de um modelo de psicoterapia baseado em experiências.

INTRODUÇÃO

Nos últimos anos, a relevância do uso de cetamina para o tratamento de diversas condições em saúde mental tem sido refletida no aumento progressivo do número de "clínicas de cetamina" ao redor do mundo. Apesar de partilharem objetivos comuns, muitas dessas clínicas se baseiam em modelos terapêuticos distintos e mais bem compreendidos segundo a proposta da existência de três paradigmas assistenciais que podem ter papéis complementares: o bioquímico, o psicoterápico e o psicodélico (Quadro 1)[1].

QUADRO 1 Modelos de clínicas de cetamina

	Modelo bioquímico	Modelo psicoterápico	Modelo psicodélico
Nome	Terapia de infusão de cetamina	Psicoterapia assistida com cetamina	Terapia psicodélica com cetamina
Objetivo	Manejo de sintomas	Catálise de mudanças	Indução de transformações
Foco	Medicamento	Psicoterapia	Experiência
Número de sessões	6 a 12 sessões	3 a 4 sessões	1 a 2 sessões
Procedimento	Sem preparação e integração	Com preparação e integração	Com ou sem preparação e integração
Vias de administração	Intravenosa	Oral/sublingual/ intramuscular/ subcutânea	Intramuscular/ subcutânea
Ambiente	Sala de procedimentos	Consultório	Consultório e sala para grupos

No modelo "bioquímico" de tratamento com cetamina, o foco está nos efeitos biológicos do medicamento, minimizando suas propriedades dissociativas e psicodélicas, muitas vezes vistas como efeitos colaterais problemáticos. Nesse modelo, pouca atenção é dada ao estado mental do paciente ou ao ambiente durante o tratamento (*set and setting*). Os pacientes são vistos como receptores passivos da medicação, frequentemente recebendo seis (ou mais) infusões de cetamina ao longo, tipicamente, de 2 a 3 semanas.

Essas infusões são espaçadas de forma próxima para criar um efeito cumulativo do medicamento (em geral com administração intravenosa de 0,5 mg/kg de cetamina ao longo de 40 minutos). Essa abordagem é considerada adequada principalmente para pacientes com condições médicas complexas, como problemas cardíacos. No entanto, há preocupações quanto à falta de preparação e integração psicoterapêutica, práticas que provedores externos ao campo da saúde mental em geral não adotam[1].

No modelo "psicoterápico", a cetamina é usada para facilitar o processo de psicoterapia, com enfoque na expressão verbal e no processamento emocional dos pensamentos e sentimentos do paciente durante a administração da droga. Esse método é integrado à psicoterapia convencional e é realizado com doses muitas vezes consideradas subpsicodélicas de 0,25 a 1,0 mg/kg, administradas de diversas formas (p. ex., injeção intramuscular ou subcutânea, *spray* nasal ou mesmo pastilhas para administração sublingual, em locais onde estão disponíveis).

Os pacientes revisitam temas de relevância pessoal previamente explorados, consolidando *insights* e promovendo mudanças comportamentais com suporte contínuo por meio de psicoterapia. As sessões de administração de cetamina são geralmente espaçadas de 3 a 6 semanas, com terapia conversacional regular entre elas para melhor assimilação do material psicológico[1].

No modelo "psicodélico", a cetamina é utilizada com o aproveitamento de suas propriedades dissociativas e psicodélicas para induzir um estado alterado de consciência temporário e profundo, caracterizado por visões intensas e oníricas. Esse tipo de experiência requer suporte psicológico especializado antes, durante e após a administração da droga, frequentemente com elementos ritualísticos para criar um ambiente acolhedor e propício. A administração é geralmente feita por injeção intramuscular, com doses entre 1,0 e 1,5 mg/kg, podendo ocasionalmente alcançar 2,0 mg/kg; doses de até 1 mg/kg têm sido consideradas seguras para a administração em ambientes sem monitorização contínua dos pacientes[2].

Nesse modelo, é essencial que os pacientes tenham desenvolvido a capacidade de observar seus próprios processos mentais, por meio de técnicas de meditação ou psicoterapia, por exemplo, antes de iniciarem as sessões em que ocorre a administração do medicamento. Além disso, a aliança terapêutica sólida é fundamental para essa abordagem, que não deve ser vista como um atalho, pois a aplicação de doses elevadas de cetamina não significa necessariamente melhores resultados[1].

HABILIDADES DO TERAPEUTA PSICODÉLICO

Em 2017, a coordenadora do Centro de Terapias e Pesquisas Psicodélicas do *California Institute of Integral Studies* (CIIS), Janis Phelps, publicou a primeira revisão e compilação das competências do terapeuta psicodélico, derivado da literatura psicodélica disponível até então[3].

Nesse estudo, Phelps destaca a existência de três termos usados para denominar um profissional que facilita uma sessão de terapia psicodélica: observador, guia e terapeuta[3]. O termo "terapeuta" tem sido o preferido pelos estudiosos, mas está frequentemente associado ao papel de "guia". Nessa função, o terapeuta requer habilidades comuns a profissionais de outras áreas clínicas, como a psiquiatria e a psicologia, mas também necessita de habilidades específicas reunidas pela autora em seis grandes grupos de competências (Quadro 2).

QUADRO 2 Habilidades e implicações do terapeuta psicodélico

Habilidades	1. Presença empática permanente 2. Aprimoramento da confiança 3. Inteligência espiritual 4. Conhecimento dos efeitos físicos e psicológicos dos psicodélicos 5. Autoconsciência do terapeuta e integridade ética 6. Proficiência em técnicas complementares
Implicações	1. Habitar um território 2. Acompanhar processos 3. Acessar as forças 4. Desenhar caminhos

Presença empática permanente

A primeira competência, chamada de "presença empática permanente", envolve características como compostura, atenção plena, escuta empática e capacidade de responder com calma ao sofrimento do paciente. Essas habilidades são cruciais, pois o estado não ordinário de consciência torna os participantes de experiências psicodélicas mais sensíveis, por exemplo, ao humor e ao tom de voz do terapeuta.

Pesquisas têm mostrado que a empatia com presença e postura adequadas é fundamental, especialmente quando se está diante de indivíduos em estado alterado de consciência induzido por psicodélicos[4,5]. A habilidade de "fazer sem fazer" e manter uma atitude de apoio e observação tem sido bastante valorizada. Nesse sentido, terapeutas são encorajados a realizar trabalhos pessoais para lidarem com suas próprias questões subjetivas para se sentirem confortáveis em seguir e apoiar o processo emocional do paciente, sem impor expectativas e resultados predeterminados.

A equanimidade do terapeuta e o conforto natural em ouvir profundamente são cruciais durante momentos difíceis das sessões com psicodélicos. Além disso, terapeutas que já passaram por estados transformadores de consciência são vistos como mais aptos para esse trabalho, pois tais experiências podem ajudá-los a incorporar a presença empática necessária e tolerar momentos intensos durante as sessões.

Aprimoramento da confiança

A segunda competência, chamada de "aprimoramento da confiança", é essencial para criar segurança nas sessões, fortalecer a relação terapêutica e aumentar a confiança do participante em si mesmo e nos outros. Nesse sentido, o terapeuta deve ser capaz de aumentar a confiança do participante em três áreas: no próprio terapeuta como guia confiável, na capacidade de cura interna do participante e na normalização de transformações paradoxais durante as sessões.

No aprimoramento da confiança, é importante que o terapeuta seja capaz de normalizar estados emocionais difíceis e confiar no processo de cura do participante. A abertura do terapeuta para diferentes experiências e formas de conhecimento é crucial. Um bom relacionamento terapêutico permite ao participante abandonar suas defesas psicológicas e atravessar períodos difíceis nas sessões. Essa habilidade permite ao terapeuta, por sua vez, apoiar o participante na compreensão significativa de sua vida e processos de cura interna. A confiança é, portanto, fundamental para que o participante atribua significados às experiências emergentes, o que resulta em resultados terapêuticos positivos e maior qualidade de vida.

Inteligência espiritual

A terceira competência, chamada de "inteligência espiritual", refere-se ao conhecimento e aos valores dos terapeutas que vão além da maturidade psicológica desenvolvida após anos de engajamento em psicoterapia pessoal, incluindo a autoconsciência e a consciência de sua relação com o transcendente, com os outros, com a terra e todos os seres.

A inteligência espiritual pode ser identificada em alguns temas emergentes de experiências psicodélicas com pacientes no fim da vida, a saber: (a) a transcendência na natureza do eu, (b) o cultivo da equanimidade, (c) a aceitação da mudança e impermanência e (d) a experiência do amor[5].

Os terapeutas competentes em terapia assistida com psicodélicos incorporam essa inteligência espiritual, apreciando o mistério dos reinos de consciência transpessoal, do próprio ser e do sofrimento. Essas sensibilidades dos terapeutas são, portanto, semelhantes às experiências místicas subjetivas dos participantes, significativamente correlacionadas aos resultados positivos em muitas variáveis clínicas das pesquisas com terapia assistida com psicodélicos[5].

Conhecimento dos efeitos físicos e psicológicos dos psicodélicos

A quarta competência, chamada de "conhecimento dos efeitos físicos e psicológicos dos psicodélicos", abrange uma ampla gama de conhecimentos essenciais para terapeutas em terapia assistida com psicodélicos. Isso inclui a compreensão da antropologia do xamanismo, a neurobiologia dos principais transtornos mentais, a psicofarmacologia dos psicodélicos e as habilidades na criação de ambientes seguros e esteticamente agradáveis para a realização de experiências psicodélicas.

Da mesma forma, é importante que os terapeutas tenham conhecimento teórico e experiencial profundo das práticas indígenas antigas e contemporâneas no uso cerimonial de plantas medicinais, de onde grande parte da experiência com psicodélicos é derivada. É crucial, ainda, que tenham habilidades para avaliação de candidatos, conhecimento das melhores práticas de segurança e compreensão das interações medicamentosas e dos potenciais efeitos adversos dos psicodélicos.

Autoconsciência do terapeuta e integridade ética

A quinta competência, chamada de "autoconsciência do terapeuta e integridade ética", abrange componentes essenciais da habilidade do terapeuta, como a consciência dos próprios motivos para o trabalho; a integridade no estabelecimento de limites com os pacientes; as capacidades para construir alianças terapêuticas; as habilidades no manejo dos estilos de apego e na análise de processos de transferência e contratransferência.

Um aspecto central dessa competência é a capacidade de refletir sabiamente sobre os próprios motivos ao conduzir a terapia psicodélica, enquanto trabalha simultaneamente com os processos de apego e transferência dos pacientes. Nesse sentido, o trabalho de perto com um supervisor clínico é fundamental para lidar com questões que inevitavelmente surgem, especialmente em sessões com altas doses de psicodélicos.

O autocuidado e a adoção de diretrizes éticas também são fundamentais para evitar a "fadiga por empatia" e proteger tanto o paciente quanto o terapeuta de resultados relacionais que poderiam prejudicar a eficácia da terapia assistida com psicodélicos.

Proficiência em técnicas complementares

A sexta e última competência, chamada de "proficiência em técnicas complementares", engloba habilidades e conhecimentos que formam um conjunto de métodos terapêuticos complementares a serem utilizados em várias fases da terapia. Diversos tipos de habilidades terapêuticas complementares têm sido explorados para a fase inicial de preparação, para conduzir a sessão psicodélica em si mesma, ou para uso durante as sessões de integração[6].

Entre essas habilidades, estão técnicas orientadas para o corpo, como respiração holotrópica, sistemas familiares internos, Hakomi, experiência somática e uma grande diversidade de técnicas como a inoculação de estresse, o toque terapêutico e a experiência sensorial. Outras competências úteis incluem imagética guiada, meditação, *mindfulness*, musicoterapia, arteterapia, logoterapia, medicina narrativa, psicossíntese e hipnose clínica. Dependendo do protocolo clínico e das questões terapêuticas específicas a serem abordadas, um conjunto diversificado de habilidades é essencial para um terapeuta psicodélico proficiente[6].

IMPLICAÇÕES DO TERAPEUTA PSICODÉLICO

Habitar um território

Um dos sentidos do trabalho terapêutico com psicodélicos é habitar o território existencial que emerge do estado não ordinário de consciência. Diferente de um espaço geográfico, o território existencial diz respeito aos modos de expressão, aos sentidos, aos movimentos e processos que caracterizam certo estilo e modo de habitar. O território se constitui como um "*ethos*", uma maneira singular de agir e de sentir.

O modo mais adequado de conhecer um território existencial é, portanto, habitá-lo. No encontro clínico, pacientes e terapeutas se deixam envolver por seus modos e linhas de expressividade. Esse envolvimento deriva de uma receptividade para acolher experiências familiares e experiências de estranheza, vivências de encantamento e vivências desafiadoras.

No trabalho clínico, habitar um território significa estar aberto à experiência, sem qualquer necessidade de controle ou explicações por meio de conceitos explicativos, interpretativos ou exteriores à própria experiência em estado modificado. Na clínica psicodélica, o manejo da experiência, daquilo que acontece, não se dá pela via do controle, mas pela via do cuidado e cultivo que favorece sua efetiva expressividade. Nesse sentido, habitar um território é se preparar para estar à altura dos acontecimentos, compartilhando afetos e estabelecendo alianças para uma travessia em conjunto. Habitar um território é, portanto, um modo de construir alianças terapêuticas.

Ao mesmo tempo, habitar um território é sempre um processo de aprendizagem. Não há regras predefinidas, não há receitas nem procedimentos que se prestem à sua efetuação. O convite é para se engajar com e no território aberto pela experiência psicodélica, envolvendo-se e deixando-se envolver por acontecimentos e quase-acontecimentos, sem julgamentos ou verdades categóricas sobre o que se passa. A questão que interessa ao trabalho terapêutico na clínica psicodélica não é o "saber sobre" as coisas, sobre o mundo, mas é "aprender com" o mundo, com a experiência, com tudo aquilo que compõe a paisagem do território existencial.

Para além do "aprender com", existe ainda o "se tornar com". É neste sentido que a experiência psicodélica convoca uma "abordagem psicoterapêutica orientada por e para experiências" que faz "coemergir" sujeito e objeto, paciente e terapeuta, como realidades que não estão totalmente determinadas previamente, mas que advêm como componentes de uma paisagem ou território existencial. A aprendizagem visa, portanto, não o conhecimento sobre si ou sobre o outro, mas sobre o processo de "se tornar" a cada instante ao longo do processo terapêutico. Trata-se, assim, não de um processo guiado pelo conhecimento, mas de um processo guiado pelo "tornamento".

Acompanhar processos

O acompanhamento de processos está intimamente ligado à proposta metodológica da psicodelia clínica. O mapeamento de um território, de uma realidade vai se processando no traçado de linhas que expressem o seu movimento e suas intensidades, suas conexões, suas diversas entradas e saídas, suas possibilidades e potencialidades, conforme vivenciado nas experiências psicodélicas.

Diferentemente de outras abordagens clínicas, a psicodélica visa às conexões, às articulações, em uma tentativa de explicitar a rede de forças à qual um fenômeno se encontra conectado, dando conta de suas modulações e de seu movimento de transformação permanente[7]. O acompanhamento desses processos conectivos é uma das posturas clínicas fundamentais para que terapeutas possam penetrar os territórios existenciais compartilhados e facilitar as vias de transformação percorridas por seus pacientes.

A ideia de acompanhar processos remete a duas possibilidades de compreensão: a primeira se relaciona à ideia de processamento, pautada na teoria da informação, na qual a clínica fica reduzida à coleta e análise de informações; a segunda expressa a ideia de processualidade que, de fato, caracteriza uma atitude fundamental ao trabalho clínico com psicodélicos: a abertura aos movimentos da consciência.

Nesse sentido, o terapeuta psicodélico não pratica uma clínica calcada na coleta de dados, voltado a elementos que já estão lá na consciência do seu paciente, pronto e à espera de alguém que os colha e os analise. A questão que importa à clínica psicodélica é saber o que se analisa, e não o que são os dados. Não se trata de facilitar a navegação de experiências psicodélicas para coletar dados biográficos, inventariar cenas ou classificar pensamentos e sensações; mas de imergir no campo, interagir com ele, deixando-se envolver reflexivamente, sempre atento aos movimentos e intensidades, à espreita ao que vai sendo produzido como matéria de transformação.

Mais do que focalizar e selecionar informações, a atenção do terapeuta deve se concentrar e se voltar para os processos em curso, buscando detectar signos e forças circulantes, mesmo que aparentemente desconexos e fragmentados. Manter a atenção concentrada e, ao mesmo tempo, aberta traduz-se pelo esforço permanente do terapeuta em renunciar à seletividade preestabelecida que parece estar naturalizada nos modos de observação da realidade; sobretudo nos modos ocidentalizados de perceber o mundo, identificando seus elementos de composição e correlacionando-os às formas representativas previamente disponíveis.

Facilitar experiências psicodélicas é estar sempre em movimento, acompanhando processos que nos tocam e nos implicam, transformando-nos e produzindo mundos. A processualidade, portanto, está presente em todas as fases das terapias psicodélicas e se faz presente nos avanços e nas paradas, nas construções e nas desconstruções, nos lançamentos e nas conquistas[7].

Acessar as forças

Nos territórios existenciais, o plano das formas se refere aos modos como a realidade está organizada, que corresponde ao instituído, ao estabelecido, em suas mais diversas maneiras de se apresentar, seja por meio de figuras individuais ou coletivas[6]. Incluem-se nesse plano os objetos e as coisas do mundo com suas delimitações, claramente definidas, que os distinguem uns dos outros, reconhecidos como objetos do conhecimento pelo pensamento calcado na representação.

Contudo, longe desse modelo de pensamento, as coisas do mundo podem ser concebidas como portadoras de variância, de movimento, de transformação constante. O que é apreendido como cristalizado, invariante, no modelo de pensamento da representação, pode ser resultante da lentificação e da redundância que a configuração das forças assume num dado momento. Os objetos do mundo "são resultantes de composições do plano das formas com o plano movente das forças ou coletivo de forças"[7].

Depreende-se daí que nunca se está diante de uma realidade homogênea, fixa, invariante, de contornos claramente definidos. A realidade-contexto que se apresenta à experiência psicodélica é resultante de um coletivo de forças instituídas e instituintes, individuais e coletivas, em processualidade permanente.

Acessar as forças ao longo do trabalho clínico com psicodélicos é se permitir permear por ações e movimentos que se propagam, gradativamente, de um domínio para outro e em várias direções, produzindo atrações, contágios, encontros e transformações. A produção de subjetividade nesse trabalho diz respeito à ampliação e intensificação da capacidade de conexão entre sujeitos e objetos, de intersecção entre elementos e fluxos heterogêneos, materiais e imateriais que ora se apresentam nas experiências psicodélicas.

Desenhar caminhos

A clínica psicodélica poderá tomar como desafio fundamental o exercício de manter o pensamento aberto, em um esforço permanente de deixar-se guiar pelos acontecimentos e processos que eles desencadeiam e revelam, sem, contudo, perder de vista o foco e os objetivos. Nessa abordagem, as metas e os objetivos terapêuticos a serem alcançados são móveis e flexíveis porque é a experiência do caminhar na clínica que tem a primazia.

Avaliar é agir, diagnosticar, intervir. Não há separação entre conhecer e fazer nessa proposta de ato clínico. Na psicodélica clínica, não há qualquer pretensão à neutralidade. Não se parte da suposição da existência de um sujeito cognoscente, plenamente consciente de si, separado do mundo, constituído de objetos (realidades) a serem conhecidos. Nessa abordagem, não existe o "em si". Homem e mundo, sujeito e objeto são "coemergentes", mutuamente constituídos e implicados. Terapeutas, pacientes e encontros emergem em um campo de forças que os posiciona tensionados em processos de coprodução mútua e simultânea, na tecitura de fios que compõem a teia que os sustenta, em um horizonte de produção de sentido.

Orientar-se por essa linha, que concebe a inseparabilidade entre conhecer e intervir, que posiciona terapeutas, pacientes e encontros em um mesmo plano de "coemergência", é o que permite o entrecruzamento de forças que mobilizam e transformam realidades. A psicodelia clínica implica, necessariamente, um mergulho no plano da experiência. A facilitação de experiências psicodélicas é, portanto, uma construção de caminhos, uma ousadia que implica se abrir para a perspectiva criativa enquanto processo de cura.

CONSIDERAÇÕES FINAIS

As experiências psicodélicas exigem um grau de disciplina inserido em formas de aprendizagem capazes de catalisar o processo de transformação do sujeito que se engaja com elas[8]. Por isso, as terapias psicodélicas podem ser tidas como "psicoterapias baseadas em experiências", uma vez que as evidências têm mostrado consistentemente que é pela experiência que os efeitos terapêuticos desejados ocorrem: "É na experiência que os desafios epistemológicos ocorrerão, e é no engajamento progressivo com o processo de experiência que o sujeito eventualmente aprenderá a navegar nas sutilezas do espaço psicodélico"[8].

Navegar experiências psicodélicas exige, entretanto, um processo de aprendizagem intimamente ligado a uma noção de ética que, em grande parte, denota uma ação que é resultado de uma prática (ou de uma "ética do agir"), em vez de um conjunto de regras claramente delineadas e determinadas *a priori*[8].

Assim, as formas de aprendizado psicodélico devem ser baseadas em um "saber com e como", que promova o desenvolvimento de dispositivos para investigação e acolhimento de *insights* ao longo das experiências. A construção desses dispositivos é antes uma familiarização com a dinâmica do "saber com e como" e do "deixar fluir", crucial não apenas para as experiências psicodélicas, mas para todo o processo psicoterapêutico que se oriente pela flexibilização psicológica e pela construção de novas conexões mentais, sociais e ambientais[9].

O engajamento contínuo com essas experiências pode ajudar na navegação das sutilezas do espaço psicodélico e no desenvolvimento de formas suaves de engajar com *insights* que promovem aprendizado e transformação. Portanto, uma aprendizagem baseada na "ética do agir" experiencial não pode ignorar a necessidade de alguma forma de prática sustentada, que permita reviver experiências, integrá-las em atividades cotidianas e produzir sentido para as transformações alcançadas, de modo a sustentar uma nova maneira de viver.

REFERÊNCIAS BIBLIOGRÁFICAS

1. Bennett R, Yavorsky C, Bravo G. Ketamine for bipolar depression: biochemical, psychotherapeutic, and psychedelic approaches. Front Psychiatry 2022;13:867484.
2. Schwenk ES, Viscusi ER, Buvanendran A, Hurley RW, Wasan D, Narouze S, et al. Consensus guidelines on the use of intravenous ketamine infusions for acute pain management from the American Society of Regional Anesthesia and Pain Medicine, the American Academy of Pain Medicine, and the American Society of Anesthesiologists. Reg Anesth Pain Med. 2018;43(5):456-66.
3. Phelps J. Developing guidelines and competencies for the training of psychedelic therapists. J Humanist Psychol. 2017;57(5):450-87.
4. Mithoefer MC, Wagner MT, Mithoefer AT, Jerome L, Doblin R. The safety and efficacy of 3,4- ethylenedioxymethamphetamine-assisted psychotherapy in subjects with chronic, treatment-resistant posttraumatic stress disorder: The first randomized controlled pilot study. J Psychopharmacol. 2011;25:439-52.
5. Bossis AP. Utility of psychedelics in the treatment of psychospiritual and existential distress in palliative care: a promising therapeutic paradigm. In: Grob CS, Grigsby J. Handbook of medical hallucinogens. Nova York: The Guilford Press; 2021.
6. Aixalà MB. Psychedelic integration: psychotherapy for non-ordinary states of consciousness. Santa Fé: Synergetic Press; 2022.
7. Barros LP, Kastrup V. Cartografar é acompanhar processos. In: Passos E, Kastrup V, Escóssia L. Pistas do método da cartografia: pesquisa-intervenção e produção de subjetividade. Porto Alegre: Sulina; 2012.
8. Timmermann C, Watts R, Dupuis D. Towards psychedelic apprenticeship: Developing a gentle touch for the mediation and validation of psychedelic-induced insights and revelations. Transcult Psychiatry. 2022;59(5):691-704.
9. Guattari F. As três ecologias. [Tradução de Maria Cristina F. Bittencourt.] Campinas: Papirus; 1990.

Posfácio

A terapia psicodélica com cetamina e o Sistema Único de Saúde

O Sistema Único de Saúde (SUS), criado pelas Leis Federais n. 8.080/1990 e n. 8.142/1990, tem como fundamento o acesso universal, público e gratuito à saúde, garantindo integralidade, equidade e descentralização dos recursos, com controle social. A Política Nacional de Saúde Mental, amparada pela Lei n. 10.216/2002, promove um modelo de atenção aberto e comunitário, priorizando o convívio social e familiar das pessoas com transtornos mentais. A rede de serviços inclui os Centros de Atenção Psicossocial (CAPS), que são a principal estratégia da reforma psiquiátrica, oferecendo acolhimento, apoio à autonomia e integração social dos pacientes.

No contexto brasileiro, a estratégia de fornecer o tratamento à base de cetamina articulado à rede de serviços e equipamentos de base comunitária, como os CAPS, pode fomentar uma parte significativa das ofertas de cuidado em saúde mental, ao estabelecer uma infraestrutura robusta e se tornar um polo atrativo para clínicos interessados em se apropriar dos recursos terapêuticos da psicodelia clínica. O impacto potencial é evidente ao se considerar que, segundo o Ministério da Saúde, em torno de 3% da população brasileira sofre com transtornos mentais graves e persistentes, e que uma tal articulação facilitaria a disponibilização de cetamina na rede pública de saúde.

Entretanto, um parecer do Conselho Federal de Medicina (CFM) – Parecer CFM n. 20/2024 – relata que, segundo a lista da Câmara de Regulação do Mercado de Medicamentos da Anvisa (CMED), publicada em 6 de agosto de 2024, o medicamento Spravato® (140 mg/mL) tem um preço máximo ao consumidor de R$ 1.884,14 por frasco, o que resultaria em um custo entre R$ 90.438,72 e R$ 201.602,98 para um tratamento completo. Já o medicamento Ketamin® (50 mg/mL) tem um preço de R$ 18,00 por ampola, e o custo de um tratamento completo com essa medicação ficaria entre R$ 176,40 e

R$ 705,60. Esses valores, relativos ao custo do cloridrato de dextrocetamina (escetamina) em suas apresentações para administração intranasal e parenteral, não incluem outros custos, como honorários médicos e internação.

Diante da grande diferença de preço das apresentações disponíveis de dextrocetamina (escetamina), estudos dedicados ao uso de cetamina para tratar diferentes condições de saúde devem buscar não apenas a demonstração da segurança e eficácia do medicamento, mas também as condições de "mundo real" para a sua incorporação na prática clínica e no SUS. Nesse sentido, destaca-se a necessidade de criar uma infraestrutura sólida para o tratamento, respaldada pela Política Nacional de Saúde Mental e pela Política Nacional de Gestão de Tecnologias em Saúde (PNGTS), bem como a importância de qualificar uma mão de obra, incluindo médicos, psicólogos e demais profissionais, capaz de impulsionar o acesso da população que mais necessita dessa modalidade de tratamento.

Assim, para que tratamentos inovadores sejam efetivamente disponibilizados nos serviços públicos, é preciso considerar a necessidade de aprovação do Ministério da Saúde, seguindo a recomendação favorável da Comissão Nacional de Incorporação de Tecnologias no Sistema Único de Saúde (Conitec), seja para a incorporação de novas tecnologias, seja para a validação de Protocolos e Diretrizes Clínicas e Terapêuticas (PCDT). Essa etapa é crucial para garantir que as inovações terapêuticas alcancem os pacientes que mais necessitam, consolidando a contribuição positiva dos potenciais terapêuticos da cetamina aos pacientes assistidos pelo sistema público de saúde no Brasil.

Esse processo, conhecido como Avaliação de Tecnologias em Saúde (ATS), implica a sistematização de evidências científicas relacionadas aos atributos: segurança, eficácia, efetividade, eficiência e impactos econômicos, éticos, sociais e ambientais das tecnologias em questão; que devem ser utilizadas na gestão de tecnologias do SUS. Na apreciação do conjunto de evidências científicas disponíveis, é notório que os estudos de custo-efetividade podem ter um impacto substancial, moldando políticas de saúde, otimizando recursos, promovendo inovação e contribuindo para um sistema de saúde mais eficiente e equitativo no Brasil.

Realizar estudos de custo-efetividade da cetamina para tratamentos de condições de saúde mental no Brasil pode, portanto, ter diversos impactos positivos no SUS e na prática clínica:

1. Estudos de custo-efetividade fornecem informações cruciais para tomadores de decisão no setor de saúde. Isso inclui gestores de políticas públicas, instituições de saúde e órgãos reguladores, permitindo que eles

compreendam o custo associado aos benefícios clínicos das terapias com cetamina.

2. Compreender a razão de custo-efetividade das terapias com cetamina permite uma alocação mais eficiente de recursos. Isso é particularmente relevante em um sistema de saúde público, como o SUS no Brasil, onde os recursos são limitados. Os resultados desses estudos podem orientar a distribuição de orçamentos para garantir que as terapias mais efetivas sejam acessíveis.
3. Os estudos de custo-efetividade podem influenciar negociações de preços entre fabricantes, prestadores de serviços de saúde e pagadores, incluindo o governo. Resultados positivos podem fortalecer a posição dos fornecedores ao negociar preços e reembolsos, facilitando o acesso dessas terapias inovadoras aos pacientes.
4. Ao demonstrar a efetividade e a eficiência financeira das terapias com cetamina, os estudos podem incentivar a inovação na pesquisa e o desenvolvimento de novas tecnologias e tratamentos. Isso pode atrair investimentos e impulsionar o crescimento do complexo industrial de saúde no Brasil.
5. Compreender a razão de custo-efetividade é essencial para garantir que as terapias inovadoras, como as baseadas no uso de cetamina, sejam acessíveis a todos os segmentos da população. Isso está alinhado a princípios de equidade no acesso à saúde e pode contribuir para a redução das disparidades de tratamento.
6. Realizar estudos de custo-efetividade no contexto brasileiro contribui para a construção de evidências locais, levando em consideração fatores específicos do sistema de saúde e da população. Isso aumenta a validade e a utilidade das conclusões para as decisões internas do sistema de saúde.

Em resumo, é possível considerar que uma das grandes contribuições da ciência psicodélica para o estudo do uso terapêutico da cetamina é fazer com que seus benefícios possam ser acessados pelo maior número de indivíduos com necessidades não atendidas, trazendo grande impacto em termos de saúde pública. Para esse propósito, é preciso destacar que as análises de custo-efetividade das terapias com cetamina podem ter um impacto substancial, moldando políticas de saúde, otimizando recursos, promovendo inovação e contribuindo para um sistema de saúde mais eficiente e equitativo no Brasil.

Alessandro Gonçalves Campolina
Angela Maria Sousa
Rodrigo Fonseca Martins Leite

Apêndice 1

Modelos terapêuticos e protocolos clínicos para tratamentos com cetamina

Modelo biomédico do tratamento com cetamina: indicações clínicas e posologias

Condição	Posologia (dose)	Frequência	Via de administração	Observações
Depressão (uso *off-label*, TRD)	0,5 mg/kg	1-2 vezes por semana	IV ou IN	Duração do efeito antidepressivo geralmente rápida (horas a dias). Uso monitorado em razão do potencial dissociativo e dos efeitos colaterais psiquiátricos
Depressão (Spravato® – escetamina)	56 mg na primeira dose, seguido de 56-84 mg	1-2 vezes por semana por 4 semanas, depois manutenção a cada 1-2 semanas	IN	Escetamina é uma versão de cetamina aprovada para depressão resistente, usada em conjunto com antidepressivos orais

(continua)

Modelo biomédico do tratamento com cetamina: indicações clínicas e posologias *(continuação)*

Condição	**Posologia (dose)**	**Frequência**	**Via de administração**	**Observações**
Dor neuropática	0,1-0,3 mg/kg (dose baixa)	Pode variar de contínuo a intermitente	IV	Usada para aliviar dores neuropáticas refratárias. A infusão lenta é preferível para evitar efeitos dissociativos
Dor crônica	0,2-0,5 mg/kg (dose baixa a moderada)	Dose única ou repetida (2-4 vezes/semana)	IV ou SC	Usada em casos de dor crônica, fibromialgia e SDCR
Anestesia	1-4,5 mg/kg (indução)	Dose única	IV	Doses mais altas usadas para indução anestésica; efeitos dissociativos são intencionais nesse contexto
Sedação em procedimentos	0,5-1 mg/kg	Conforme necessidade	IV ou IM	Dose ajustada de acordo com o nível de sedação desejado. Monitoramento constante é necessário para evitar efeitos colaterais dissociativos

(continua)

Modelo biomédico do tratamento com cetamina: indicações clínicas e posologias *(continuação)*

Condição	Posologia (dose)	Frequência	Via de administração	Observações
Estados epilépticos refratários	1-3 mg/kg/h em infusão contínua	Contínuo	IV	Usada como tratamento de segunda linha em estados epilépticos refratários que não respondem a outras terapias
TEPT (uso experimental)	0,5 mg/kg	1-2 vezes por semana	IV	Utilizada em estudos experimentais; reduz sintomas dissociativos e melhora o humor em alguns casos de TEPT

IN: intranasal; IM: intramuscular; IV: intravenoso; SC: subcutâneo; TEPT: transtorno do estresse pós-traumático; TRD: depressão resistente ao tratamento; SDCR: síndrome dolorosa complexa regional.

Perspectivas biomédicas, psicodélicas e combinadas (Montreal) para o tratamento da depressão maior

Modelo de tratamento	Mecanismo de ação da cetamina	Compreensão dos efeitos subjetivos	Componentes do protocolo	Descrição do tratamento
Biomédico	Efeitos neurobiológicos para correção de déficits neuroquímicos e estruturais da depressão	"Efeitos dissociativos", indesejáveis e sem relevância terapêutica. "*Set* e *setting*" de pouca importância	Avaliação médica e psiquiátrica Tratamento agudo e de manutenção	Doses subanestésicas (0,5 a 1,0 mg/kg) Efeitos psicoativos minimizados/suprimidos Benefícios mantidos com tratamento biológico ajustado
Psicodélico	Experiências transformativas gerando crescimento e recuperação, em sinergia com a neuroplasticidade	"Efeitos psicodélicos", essencial para os benefícios "*Set* e *setting*" de importância crucial	Avaliação preparação, dosagem e integração	Administração com acompanhante/terapeuta/*sitter* Doses variam até 4 mg/kg Componente não farmacológico modulatório (p. ex., música, olhos vendados) Benefícios são sustentados pela integração da experiência
Montreal (psicoterapia assistida com cetamina)	Benefícios neurobiológicos e psicológicos que potencializam o tratamento psiquiátrico e a psicoterapia	"Oportunidades para aprendizado vivencial" "*Set* e *setting*" bastante relevantes	Avaliação médica e psiquiátrica Psicoterapia concomitante Preparação, dosagem e integração	Administração com clínicos Doses subanestésicas (0,5 a 1,0 mg/kg) Efeitos psicoativos potencializados com componentes não farmacológicos Benefícios mantidos com tratamento psiquiátrico associado à psicoterapia

BIBLIOGRAFIA RECOMENDADA

1. Abdallah CG, Roache JD, Gueorguieva R, Averill LA, Young-McCaughan S, Shiroma PR, et al. Dose-related effects of ketamine for antidepressant-resistant symptoms of posttraumatic stress disorder in veterans and active duty military: a double-blind, randomized, placebo-controlled multi-center clinical trial. Neuropsychopharmacology. 2022;47(8):1574-81.
2. Alnefeesi Y, Chen-Li D, Krane E, Jawad MY, Rodrigues NB, Ceban F, et al. Real-world effectiveness of ketamine in treatment-resistant depression: A systematic review & meta-analysis. J Psychiatr Res. 2022;151:693-709.
3. Andrade C. Ketamine for Depression, 4: In what dose, at what rate, by what route, for how long, and at what frequency? J Clin Psychiatry. 2017;78(7):e852-e857.
4. Azari L, Hemati H, Tavasolian R, Shahdab S, Tomlinson SM, Babilonia MB, et al. The efficacy of ketamine for acute and chronic pain in patients with cancer: a systematic review of randomized controlled trials. Healthcare (Basel). 2024;12(16):1560.
5. Bahji A, Zarate CA, Vazquez GH. Efficacy and safety of racemic ketamine and esketamine for depression: a systematic review and meta-analysis. Expert Opin Drug Saf. 2022;21(6):853-66.
6. Balachandran A, Tassone VK, Adamsahib F, Di Passa AM, Kuburi S, Demchenko I, et al. Efficacy of ketamine for comorbid depression and acute or chronic pain: A systematic review. Front Pain Res (Lausanne). 2022;3:1022767.
7. Canuso CM, Singh JB, Fedgchin M, Alphs L, Lane R, Lim P, et al. Efficacy and safety of intranasal esketamine for the rapid reduction of symptoms of depression and suicidality in patients at imminent risk for suicide: results of a double-blind, randomized, placebo-controlled study. Am J Psychiatry. 2018;175(7):620-30.
8. Cohen SP, Bhatia A, Buvanendran A, Schwenk ES, Wasan AD, Hurley RW, et al. Consensus guidelines on the use of intravenous ketamine infusions for chronic pain from the American Society of Regional Anesthesia and Pain Medicine, the American Academy of Pain Medicine, and the American Society of Anesthesiologists. Reg Anesth Pain Med. 2018;43(5):521-46.
9. Culp C, Kim HK, Abdi S. Ketamine use for cancer and chronic pain management. Front Pharmacol. 2021;11:599721.
10. Dakwar E, Levin F, Foltin RW, Nunes EV, Hart CL. The effects of subanesthetic ketamine infusions on motivation to quit and cue-induced craving in cocaine-dependent research volunteers. Biol Psychiatry. 2014;76(1):40-6.
11. Dakwar E, Levin F, Hart CL, Basaraba C, Choi J, Pavlicova M, et al. A single ketamine infusion combined with motivational enhancement therapy for alcohol use disorder: a randomized midazolam-controlled pilot trial. Am J Psychiatry. 2020;177(2):125-33.
12. Daly EJ, Singh JB, Fedgchin M, Cooper K, Lim P, Shelton RC, et al. Efficacy and safety of intranasal esketamine adjunctive to oral antidepressant therapy in treatment-resistant depression: a randomized clinical trial. JAMA Psychiatry. 2018;75(2):139-48.

13. Daly EJ, Trivedi MH, Janik A, Li H, Zhang Y, Li X, et al. Efficacy of esketamine nasal spray plus oral antidepressant treatment for relapse prevention in patients with treatment-resistant depression: a randomized clinical trial. JAMA Psychiatry. 2019;76(9):893-903.
14. Ekstrand J, Fattah C, Persson M, Cheng T, Nordanskog P, Åkeson J, et al. Racemic ketamine as an alternative to electroconvulsive therapy for unipolar depression: a randomized, open-label, non-inferiority trial (KetECT). Int J Neuropsychopharmacol. 2022;25(5):339-49.
15. Fava M, Freeman MP, Flynn M, Judge H, Hoeppner BB, Cusin C, et al. Double-blind, placebo-controlled, dose-ranging trial of intravenous ketamine as adjunctive therapy in treatment-resistant depression (TRD). Mol Psychiatry. 2020;25(7):1592-603.
16. Feder A, Costi S, Rutter SB, Collins AB, Govindarajulu U, Jha MK, et al. A randomized controlled trial of repeated ketamine administration for chronic posttraumatic stress disorder. Am J Psychiatry. 2021;178(2):193-202.
17. Feder A, Parides MK, Murrough JW, Perez AM, Morgan JE, Saxena S, et al. Efficacy of intravenous ketamine for treatment of chronic posttraumatic stress disorder: a randomized clinical trial. JAMA Psychiatry. 2014;71(6):681-8.
18. Fedgchin M, Trivedi M, Daly EJ, Melkote R, Lane R, Lim P, et al. Efficacy and safety of fixed-dose esketamine nasal spray combined with a new oral antidepressant in treatment-resistant depression: results of a randomized, double-blind, active-controlled study (TRANSFORM-1). Int J Neuropsychopharmacol. 2019;22(10):616-30.
19. Fu DJ, Ionescu DF, Li X, Lane R, Lim P, Sanacora G, et al. Esketamine nasal spray for rapid reduction of major depressive disorder symptoms in patients who have active suicidal ideation with intent: double-blind, randomized study (ASPIRE I). J Clin Psychiatry. 2020;81(3):19m13191.
20. Gallagher B, Foley M, Slattery CM, Gusciute G, Shanahan E, McLoughlin DM. Ketamine as an adjunctive therapy for major depression – a randomised controlled pragmatic pilot trial (Karma-Dep Trial). HRB Open Res. 2022;3:90.
21. Garel N, Drury J, Thibault Lévesque J, Goyette N, Lehmann A, Looper K, et al. The Montreal model: an integrative biomedical-psychedelic approach to ketamine for severe treatment-resistant depression. Front Psychiatry. 2023;14:1268832.
22. Grunebaum MF, Ellis SP, Keilp JG, Moitra VK, Cooper TB, Marver JE, et al. Ketamine versus midazolam in bipolar depression with suicidal thoughts: A pilot midazolam-controlled randomized clinical trial. Bipolar Disord. 2017;19(3):176-83.
23. Grunebaum MF, Galfalvy HC, Choo TH, Keilp JG, Moitra VK, Parris MS, et al. Ketamine for rapid reduction of suicidal thoughts in major depression: a midazolam-controlled randomized clinical trial. Am J Psychiatry. 2018;175(4):327-35.
24. Ionescu DF, Fu DJ, Qiu X, Lane R, Lim P, Kasper S, et al. Esketamine nasal spray for rapid reduction of depressive symptoms in patients with major depressive disorder who have active suicide ideation with intent: results of a phase 3, double-blind, randomized study (ASPIRE II). Int J Neuropsychopharmacol. 2021;24(1):22-31.

25. Israel JE, St Pierre S, Ellis E, Hanukaai JS, Noor N, Varrassi G, et al. Ketamine for the treatment of chronic pain: a comprehensive review. Health Psychol Res. 2021;9(1):25535.
26. Jiao J, Fan J, Zhang Y, Chen L. Efficacy and safety of ketamine to treat cancer pain in adult patients: a systematic review. J Pain Symptom Manage. 2024;67(3):e185-e210.
27. Lacerda ALT, Del Porto JA. Uso de cetamina no tratamento de transtornos psiquiátricos e dor crônica – teoria e prática. São Paulo: Editora dos Editores; 2020.
28. Lima TM, Visacri MB, Aguiar PM. Use of ketamine and esketamine for depression: an overview of systematic reviews with meta-analyses. Eur J Clin Pharmacol. 2022;78(3):311-38.
29. Liu JJW, Ein N, Gervasio J, Baker C, Plouffe R, Wanklyn S, et al. Ketamine in the effective management of chronic pain, depression, and posttraumatic stress disorder for veterans: a meta-analysis and systematic review. Front Psychiatry. 2024;15:1338581.
30. McIntyre RS, Rosenblat JD, Nemeroff CB, Sanacora G, Murrough JW, Berk M, et al. Synthesizing the evidence for ketamine and esketamine in treatment-resistant depression: an international expert opinion on the available evidence and implementation. Am J Psychiatry. 2021;178(5):383-99.
31. Michelet D, Brasher C, Horlin AL, Bellon M, Julien-Marsollier F, Vacher T, et al. Ketamine for chronic non-cancer pain: a meta-analysis and trial sequential analysis of randomized controlled trials. Eur J Pain. 2018;22(4):632-46.
32. Ochs-Ross R, Daly EJ, Zhang Y, Lane R, Lim P, Morrison RL, et al. Efficacy and safety of esketamine nasal spray plus an oral antidepressant in elderly patients with treatment-resistant depression-TRANSFORM-3. Am J Geriatr Psychiatry. 2020;28(2):121-41.
33. Orhurhu V, Orhurhu MS, Bhatia A, Cohen SP. Ketamine infusions for chronic pain: a systematic review and meta-analysis of randomized controlled trials. Anesth Analg. 2019;129(1):241-54.
34. Parikh SV, Lopez D, Vande Voort JL, Rico J, Achtyes E, Coryell W, et al. Developing an IV ketamine clinic for treatment-resistant depression: a primer. Psychopharmacol Bull. 2021;51(3):109-24.
35. Popova V, Daly EJ, Trivedi M, Cooper K, Lane R, Lim P, et al. Efficacy and safety of flexibly dosed esketamine nasal spray combined with a newly initiated oral antidepressant in treatment-resistant depression: a randomized double-blind active-controlled study. Am J Psychiatry. 2019;176(6):428-38.
36. Rhee TG, Shim SR, Forester BP, Nierenberg AA, McIntyre RS, Papakostas GI, et al. Efficacy and safety of ketamine vs electroconvulsive therapy among patients with major depressive episode: a systematic review and meta-analysis. JAMA Psychiatry. 2022;79(12):1162-72.
37. Riccardi A, Guarino M, Serra S, Spampinato MD, Vanni S, Shiffer D, et al. Narrative review: low-dose ketamine for pain management. J Clin Med. 2023;12(9):3256.
38. Rodolico A, Cutrufelli P, Di Francesco A, Aguglia A, Catania G, Concerto C, et al. Efficacy and safety of ketamine and esketamine for unipolar and bipolar de-

pression: an overview of systematic reviews with meta-analysis. Front Psychiatry. 2024;15:1325399.

39. Rodriguez CI, Wheaton M, Zwerling J, Steinman SA, Sonnenfeld D, Galfalvy H, Simpson HB. Can exposure-based CBT extend the effects of intravenous ketamine in obsessive-compulsive disorder? An open-label trial. J Clin Psychiatry. 2016;77(3):408-9.
40. Sanacora G, Frye MA, McDonald W, Mathew SJ, Turner MS, Schatzberg AF, et al. A consensus statement on the use of ketamine in the treatment of mood disorders. JAMA Psychiatry. 2017;74(4):399-405.
41. Shiroma PR, Thuras P, Wels J, Albott CS, Erbes C, Tye S, et al. A randomized, double-blind, active placebo-controlled study of efficacy, safety, and durability of repeated vs single subanesthetic ketamine for treatment-resistant depression. Transl Psychiatry. 2020;10(1):206.
42. Takahashi N, Yamada A, Shiraishi A, Shimizu H, Goto R, Tominaga Y. Efficacy and safety of fixed doses of intranasal Esketamine as an add-on therapy to Oral antidepressants in Japanese patients with treatment-resistant depression: a phase 2b randomized clinical study. BMC Psychiatry. 2021;21(1):526.
43. Taylor JH, Landeros-Weisenberger A, Coughlin C, Mulqueen J, Johnson JA, Gabriel D, et al. Ketamine for social anxiety disorder: a randomized, placebo-controlled crossover trial. Neuropsychopharmacology. 2018;43(2):325-33.
44. Tran K, McCormack S. Ketamine for chronic non-cancer pain: a review of clinical effectiveness, cost-effectiveness, and guidelines [Internet]. Ottawa: Canadian Agency for Drugs and Technologies in Health; 2020.

Apêndice 2

Orientações para elaboração de termo de consentimento informado para o uso de escetamina em tratamentos de saúde mental (*off-label*)

ITENS A SEREM ABORDADOS NO TERMO

1. Apresentação do medicamento escetamina.
2. Como funciona o tratamento com escetamina.
3. Como é realizado o monitoramento do tratamento com escetamina.
4. Por que realizar o tratamento com escetamina em mais de uma sessão?
5. Critérios de elegibilidade para o tratamento com escetamina.
6. Riscos potenciais do tratamento com escetamina.
7. Potencial para abuso e dependência de escetamina.
8. Procedimentos e possibilidades alternativas de tratamento.
9. Garantia de confidencialidade.
10. Natureza voluntária da participação.

ASPECTOS A SEREM DESTACADOS NO TERMO

1. Não há garantia de resposta exata, tampouco garantia de êxito no tratamento.
2. A suspensão da terapia com escetamina é sempre uma opção do paciente.

ELEMENTOS ESSENCIAIS

A seguir, são dados cinco exemplos de linguagem que facilitam a compreensão do paciente.

1. Risco de novos sintomas ou agravamento daqueles já existentes, incluindo perturbações perceptivas agudas e crônicas

Durante o tratamento, podem ocorrer alterações temporárias no equilíbrio, na coordenação, na visão e na audição. Algumas pessoas podem ouvir vozes ou ver coisas inexistentes, mas a intensidade desses efeitos é imprevisível. Caso ocorram, podem persistir até o fim do efeito do medicamento, exigindo que o paciente permaneça na clínica por algumas horas para evitar riscos. Embora geralmente não sejam prejudiciais e possam até ser agradáveis, técnicas comportamentais serão aplicadas para minimizar desconfortos.

Efeitos adversos graves são raros, mas podem incluir ansiedade prolongada, mania e alterações sensoriais que duram mais de 24 horas. Houve relatos de suicídio ou pensamentos suicidas com o uso de psicodélicos. Em casos extremamente raros, distúrbios sensoriais podem persistir por longos períodos, caracterizando o transtorno persistente da percepção por alucinógenos (HPPD), sem cura conhecida – esse risco parece ser maior quando substâncias de origem desconhecida são usadas sem supervisão profissional.

2. Possíveis mudanças na personalidade e crenças metafísicas

O tratamento pode causar alterações temporárias ou permanentes na personalidade. Algumas pessoas relatam sensação maior de conexão com o ambiente e com outras pessoas. Essas mudanças podem se estender além da sessão, influenciando a forma como o indivíduo percebe o mundo. Por exemplo, uma pessoa que acreditava ter controle sobre sua vida pode passar a acreditar que há menos controle sobre os acontecimentos. No entanto, nem todos experimentarão essas mudanças, e sua natureza e duração são imprevisíveis.

Além disso, por induzir a um estado mental de vulnerabilidade, o tratamento pode aumentar o risco de influência externa, coerção e abuso. Para reduzir esses riscos, recomenda-se evitar importantes decisões de vida, como modificar testamentos, diretivas antecipadas ou fazer grandes doações, nos meses seguintes ao tratamento.

3. Contato físico tranquilizador e sua limitação

Durante o tratamento, alguns pacientes podem se sentir confortados por um leve toque no ombro ou por segurarem a mão de um profissional. Esse contato físico é opcional e será discutido previamente. Se o paciente não desejar ser tocado, o contato será restrito a situações necessárias para sua segurança.

4. Potencial para abuso ou coerção

O estado de vulnerabilidade induzido pelo tratamento pode aumentar o risco de influência indevida ou abuso. Relatos de abuso e coerção foram registrados em contextos de pesquisa e tratamento. Para minimizar esse risco, sempre haverá pelo menos dois funcionários na clínica durante a sessão. Além disso, recomenda-se evitar importantes decisões de vida nos meses seguintes ao tratamento.

5. Divulgação de informações sobre o profissional responsável

O tratamento será administrado por um profissional de saúde mental qualificado. Entretanto, o medicamento utilizado não tem aprovação da Anvisa para tratar depressão, sendo prescrito de forma *off-label*. Embora seu uso seja permitido por lei, sua segurança e eficácia para essa finalidade não foram avaliadas pela Anvisa.

PROPOSTA DE REDAÇÃO PARA A CONCLUSÃO DO TERMO

Ao assinar este termo, concordo que:

1. Li e entendi integralmente este termo de consentimento informado que descreve o tratamento com escetamina e concordo com todas as suas disposições. Declaro, ainda, conhecer amplamente a capacidade do(a) médico(a) com quem me trato, eximindo de responsabilidade o(s) médico(s) envolvido(s) em meus cuidados. Em pleno uso de minhas faculdades, e sem pressão ou imposição de nenhuma índole, outorgo meu consentimento para a realização do(s) procedimento(s) aqui detalhado(s). Dispenso todas as reivindicações, direitos e/ou causas de ação que possam surgir fora ou em conexão com a minha participação no tratamento com escetamina.
2. Tive a oportunidade de fazer perguntas e recebi respostas satisfatórias sobre o tratamento com escetamina em todos os aspectos.
3. Compreendo perfeitamente que a(s) sessão(ões) com escetamina pode(m) resultar em mudanças profundas no estado mental, mas que isso não é garantido. Também compreendo perfeitamente que a escetamina pode resultar em efeitos psicológicos e fisiológicos incomuns ou difíceis.

4. Autorizo o uso de clonazepam, lorazepam, midazolam ou olanzapina se for considerado necessário para agitação, ondansetrona para náuseas e clonidina ou captopril para hipertensão arterial.
5. Declaro não ter ocultado nenhuma informação de que tenha conhecimento a respeito de minha situação de saúde, uso de medicamentos, hábitos de vida, vícios, alergias, cirurgias anteriores e resultados de exame. Ainda, declaro expressamente que não possuo nenhuma das enfermidades ou condições explicadas pelo(a) médico(a) e consideradas impeditivas para o tratamento.
6. Recebi, pelo sistema de assinatura digital, uma cópia assinada deste termo de consentimento informado, que é meu para arquivar.
7. Compreendo os riscos e benefícios. Estou ciente de que a medicina não é uma ciência exata e reconheço que, apesar de o(a) médico(a) ter me informado adequadamente as possibilidades de atingir os objetivos do tratamento, não se pode afirmar que os resultados são garantidos. Dou livremente o meu consentimento para participar do tratamento com escetamina, conforme descrito neste documento e sob as condições nele indicadas.
8. Entendo que posso interromper a terapia com escetamina a qualquer momento.

Li e entendi integralmente este termo de consentimento informado, e autorizo o(a) médico(a) a realizar os procedimentos propostos, conforme explicado, pelo que assino voluntariamente meu nome, dando evidência de minha aceitação.

____

Assinatura do paciente

(cidade e data)

BIBLIOGRAFIA RECOMENDADA

1. Marks M, Brendel RW, Shachar C, Cohen IG. Essentials of informed consent to psychedelic medicine. JAMA Psychiatry. 2024;81(6):611-17.

Índice remissivo

D

E

O

P

Q

R

S

T

U

V